발달장애
극복 과정기

발달장애 극복 과정기

초판 1쇄 발행 2024년 04월 24일

지은이 이동수
펴낸이 장현수
펴낸곳 메이킹북스
출판등록 제 2019-000010호

디자인 최미영
편집 최미영
교정 강인영
마케팅 김소형

주소 서울특별시 구로구 경인로 661, 핀포인트타워 912-914호
전화 02-2135-5086
팩스 02-2135-5087
이메일 making_books@naver.com
홈페이지 www.makingbooks.co.kr

ISBN 979-11-6791-533-7(03510)
값 16,800원

발달장애 극복 과정기

이동수 지음

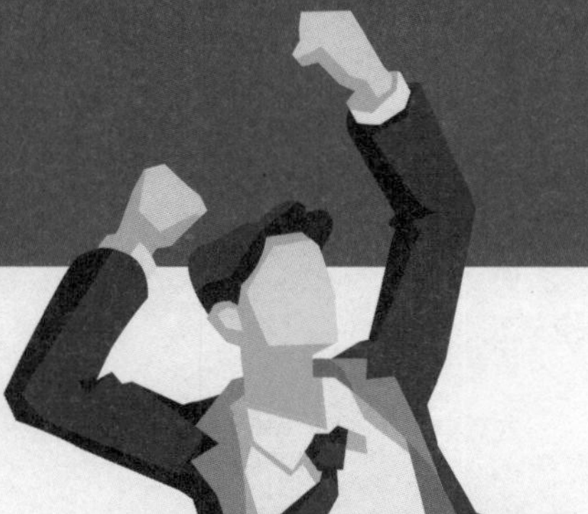

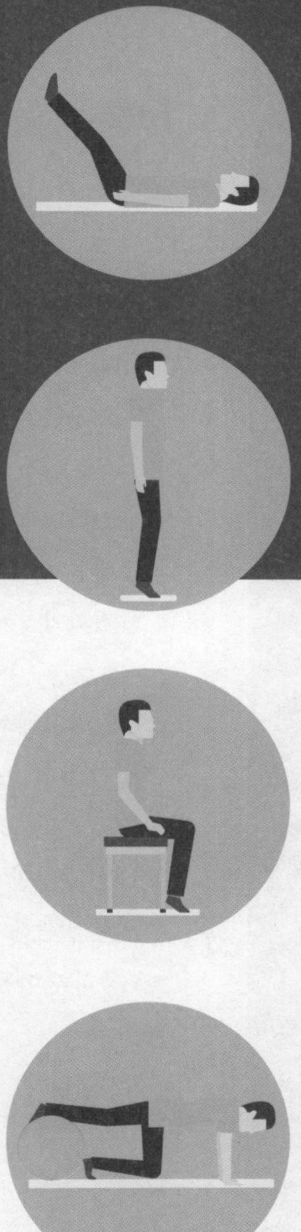

메이킹북스

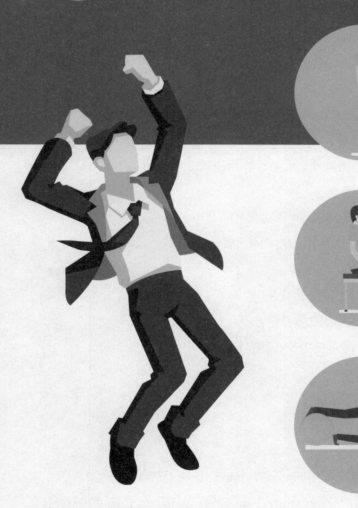

서문

이 글을 공개(출판)하면서,

어떠한 분들께, 어떠한 부분에서는,
도움이 될 수도 있을 것 같아서,

① 인터넷의 국어사전, 백과사전, 뉴스, 의학 자료
② 사실에 의한, 나의 경험
③ 가까이에서, 관찰한 내용

등을 참고해서(활용해서),
'일기 형식'으로, 기록하였습니다.

조언, 수정할 내용
등은, 말씀해 주시면,
소중히 받아들이겠습니다.

감사합니다.

글 남기기) ehean77@naver.com (메일)
공지사항) https://blog.naver.com/iloveangels79 (블로그)

목차

참고 사항

1. 사진의 좌우 방향

핸드폰에서 전면 카메라로 촬영한 경우,
촬영한 사진의 좌우가 바뀜

1편

건강한 신체(기본)

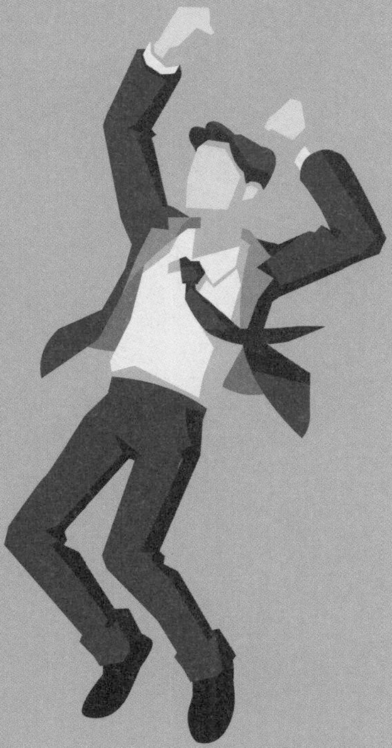

1 앉는, 자세

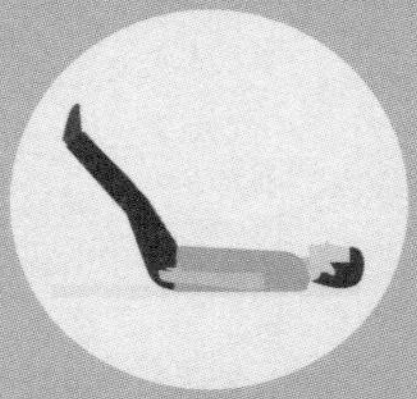

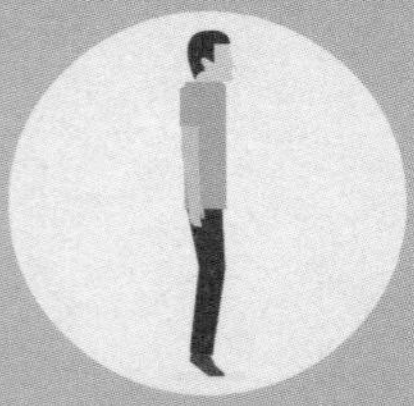

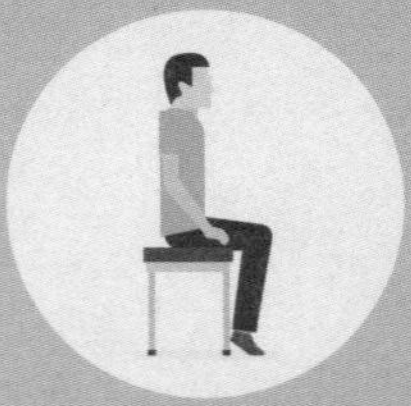

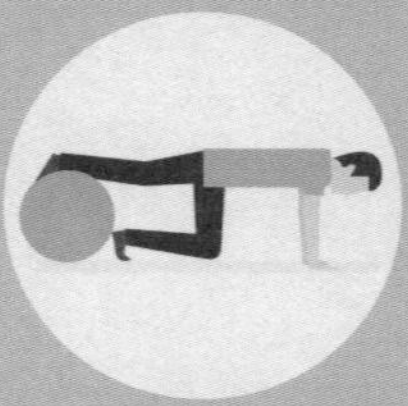

작성일 : 2023년 03월 29일(수) ~ 2023년 05월 17일(수)

result 편안하게(= 안정되게) 앉는 자세

1. 가슴의 앞쪽 선이, 약간 앞쪽으로 오도록,
가슴을 앞으로 쭉 빼고,
뒷목 경추 안에 있는 회색질(신경)이 시원하게끔,
적절히 고개(목부터 머리 뒤통수까지)를 약간 뒤로 젖힌다.

→ 시원한 이유

① 코로 마신 공기가 폐(허파)까지 들어왔기 때문임.
② 위쪽의 '연구개'와 아래쪽의 '후두덮개'가 열려서,
산소를 안으로 마시고(빨아들이고),
이산화탄소를 밖으로 뱉어내는 것이
자연스럽게 되는 상태임(자연스러운 상태가 됨).

2. 이 자세의 느낌
: 어깨(+ 목, 귀, 발바닥)가 시원하다.

3. 책상 높이(나의 기준임)
71cm(1단) + 27.5cm(2단) = 98.5cm(합계)

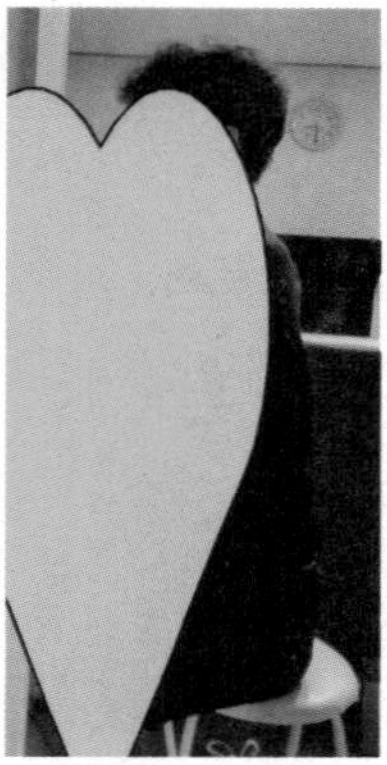

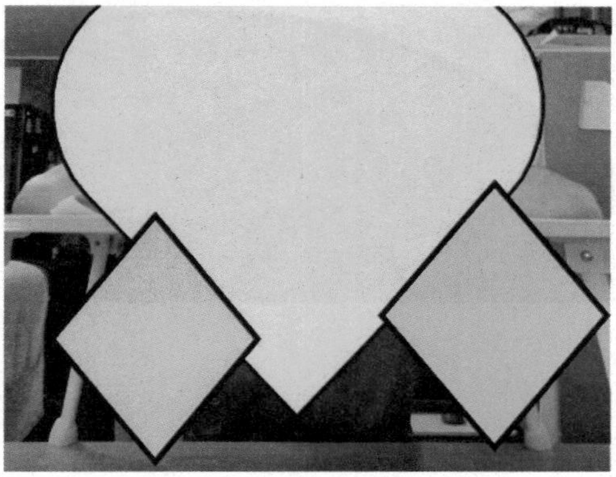

※ '연구개', '후두덮개'의 위치
1편 건강한 신체(기본) - [3] 호흡
- '코를 통한, 폐 호흡법' 그림 참조하기.

작성일 : 2023년 09월 08일(금)

공부할(= 앉았을) 때, 현재 내 몸의 자세 (3)

1. 어깨를 쫙 펴는 자세가,
양쪽 날갯죽지가,
서로 부드럽게 누르고, 떨어 줌으로써,
뭉친(굳은) 근육을 풀게 하는 자세임.

2. 사진

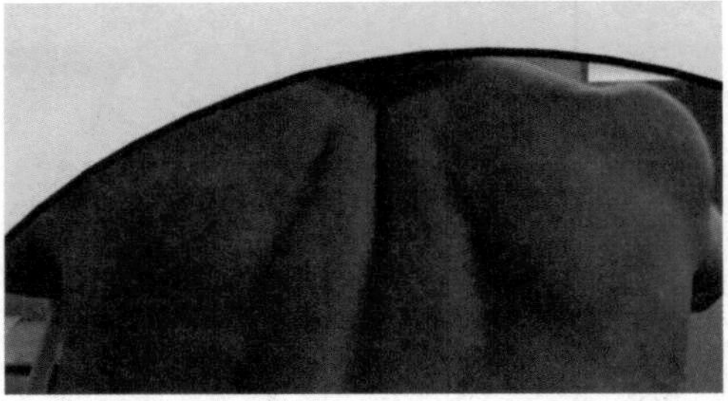

작성일 : 2023년 09월 23일(토)

공부할(= 앉았을) 때, 현재 내 몸의 자세 (6)

1. 의문점(질문)
왼손으로 필기를 안 해서,
왼쪽 어깻죽지가 아프다?
공부를 하는데, 어깨가 아프다.
왜, 한쪽 어깨만 아플까?

2. 해결 방법
왼쪽 어깻죽지도 계속 풀어 줘야지.
왼손으로 필기 해.

3. 사진

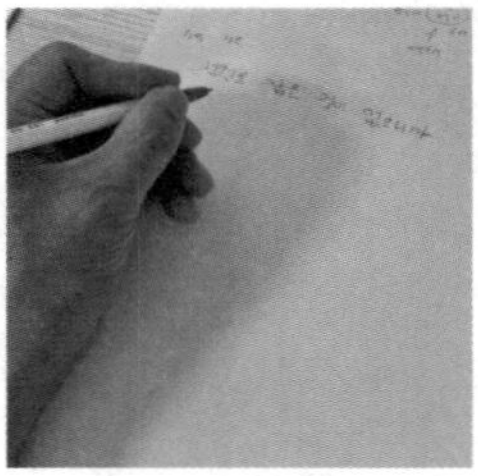

4. 결과
왼손으로 필기를 하니까,
왼쪽 어깻죽지의 뭉친(굳은) 근육이 풀린다.

result 왼손으로 필기를 하면서,
목에 '탄발음'이 발생하게(나게) 하는 원리

1. 왼손으로 필기를 하면,
왼쪽 어깻죽지의 뭉친(굳은) 근육이 풀어지는데,

이때,
목에 있는 근육을 최대한으로 밀고, 당겨주면서,
목을 360도 회전하면,

어깻죽지와 목에 연결되어 있는,
뭉친(굳은) 근육이 이완이 됨(풀어짐).

2. 뭉친(굳은) 근육이 풀어지는 과정에서,
탄발음(◆)이 발생한다(난다).
① 근육을 푸는(이완시키는) 부분에 관절(뼈와 뼈가 만나는 부분)이 있다면,

인대를 부드럽게 최대한으로 늘이게(이완시키게) 되면,

관절에 있는 연골(물렁뼈)과 윤활액이 서로 상호작용하면서 소리가 난다.
= 연골(물렁뼈)의 자리 이동이 생기면서, 윤활액에서 소리가 발생하는 것으로 보임.

1편 건강한 신체(기본) - 6 신체 구조 - '관절의 구조, 인대, 탄발음' 참조하기.

2 디스크(추간판 탈출증)

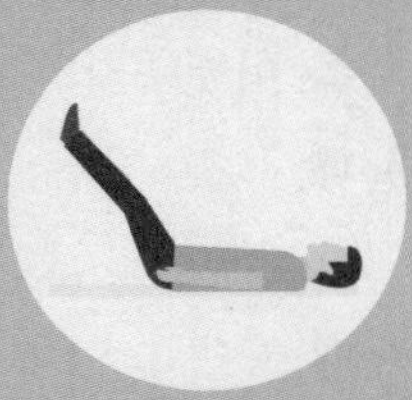

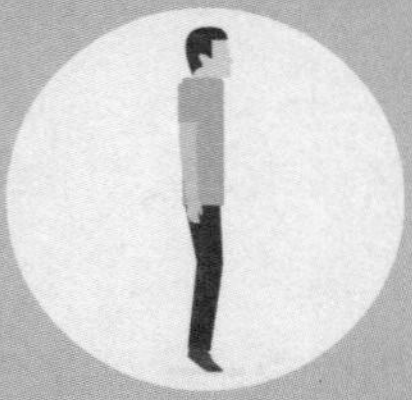

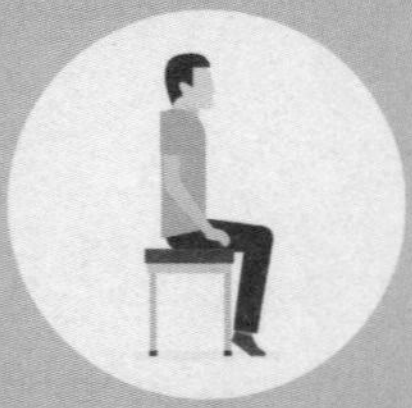

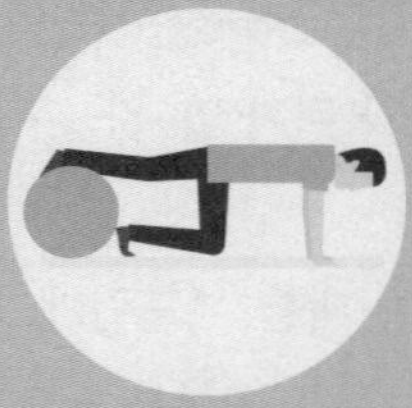

작성일 : 2023년 03월 29일(수) ~ 2023년 05월 17일(수)

result 목 디스크를 예방하기 위한 방법

1. 목에 통증을 없애는 자세 만들기

2. 목의 통증 → 목디스크로 이어질 수 있다는 것을 알기

3. 정상적인 목의 경추는 'C자 모양'이다.

4. 머리에서 경추를 거쳐, 척추로 내려오는 힘을 최소화하면서, 다른 신체 부위에 영향을 주지 않도록, '머리-경추-척추'로 이어지는 각도를 적당하게(= 곧게) 조절하고, 기억하여, 내 몸에 자연스럽게 익혀지도록(= 스며들도록) 한다.

result 공부할 때, 졸린 이유

1. 공부할 때, 졸리고, 쉽게 피곤해지는 이유는, '자세' 때문이네(= 자세가 원인이네).

작성일 : 2023년 04월 01일(토)

result '디스크(관절 연골의 한 종류)'의 역할

1. 척추에 가해지는 충격을 흡수함

2. 척추가 운동(= 동작 = 작동)할 때, 받는 충격(자극)의 크기를 작게(작아지게) 함.

result 머리를 뒤로 젖히고 자면,
좋은 점(효과)

1. 머리를 뒤로 젖혀 척추에서 목에 해당하는 부위의 근육들이 부드럽게 풀리면,
기도 호흡과 관련된(연관된) 근육들이 부드럽게 풀려서,
후두덮개와 연구개가 잘 열리고 닫히므로,
기도 호흡이 가능해진다.

2. '수면 무호흡증'의 증상이 개선됨.

1편 건강한 신체(기본) - 9 기타
- '수면 무호흡증 관련' 참조하기.

작성일 : 2023년 02월 12일(일), 2023년 10월 27일(금)

몸에 뭉친(= 굳은) 근육을 푸는 방법 (54)

1. '좌골신경[(坐骨神經) = 궁둥신경]'의 영향이 미치는 영역 중에서,
'왼쪽 엉덩이 부분'의 뭉친(굳은) 근육을 풂.

2. 방법

① 제4번과 제5번 요추 사이,
제5번 요추와 제1번 천추 사이에서,

주로 발생하는,

디스크[추간판 or 추간판 탈출증]의 통증 부위[= 신체의 무게 중심 = 코어(core) = 중심핵 = 핵]에, 침 치료를 받음으로써,

통증(아픔)이 시작되는 부분의 뭉친(= 긴장된) 근육을 풀어 준다.

② 전기난로, EDM음악을 사용해서,
통증(아픔)이 있는 부위를,
예리하게 느끼면서,

그 부분을 부드럽게 돌리면서,
뭉친(굳은) 근육을, 모두(다) 풀어 줌.

→ 힘이 들어서, 중간에 그만두든지,
스스로 다 풀렸다고 느껴서 그만두든지, 할 수 있는 한(= 최대한) 풀기.

3. 도구

침 치료, 전기난로, EDM음악

4. 주의할 점

위의 방법으로,
일상생활에서의 통증은 없어졌으나,

다시,

무리한[= 내 몸이 감당할 수 없는 = 과격한] 운동을 하게 되면,

다시, 디스크[추간판 or 추간판 탈출증]의 통증 부위[= 신체의 무게 중심 = 코어(core) = 중심핵 = 핵]에 통증이 생기고, 다리, 무릎, 발 등으로, 점점 확대가 됨.

3 호흡

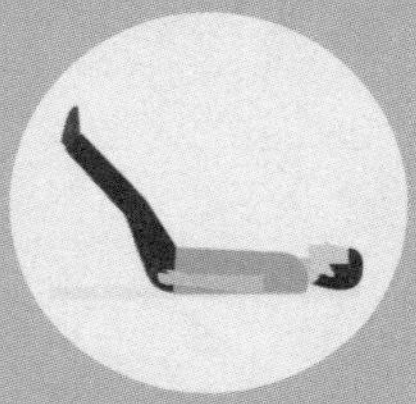

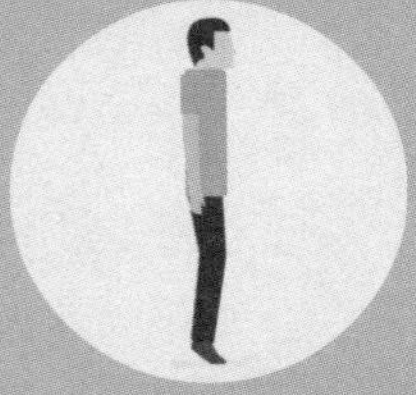

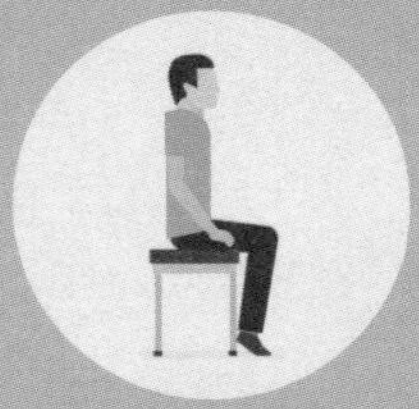

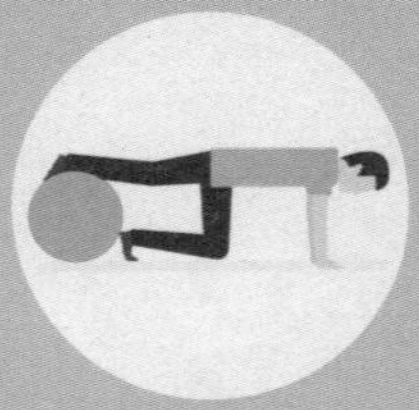

작성일 : 2023년 05월 09일(화)

result 적극적인 신체 기능을 하기 위해서, 근본적으로 바꿔야 하는 코를 통한, '폐 호흡법'
[배 호흡 → 폐(허파 or 가슴) 호흡]

1. 그림

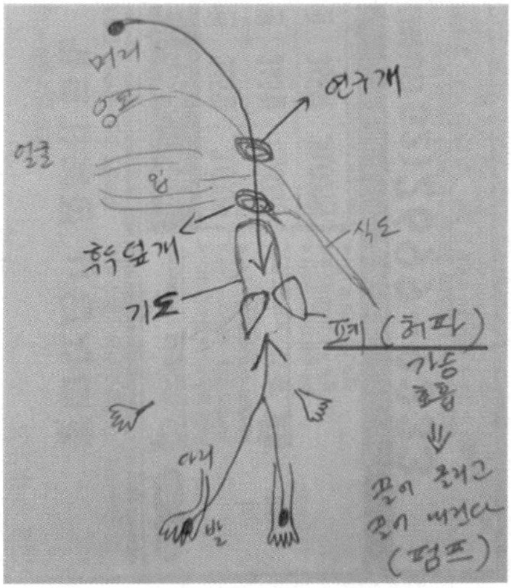

2. 입[입은 기도(氣道)가 아님]을 통해서(지나서), 배로 숨을 쉬게 되면(조건 or 원인),

① 폐에서 심장에 정상적으로 산소를 빨아들이지(= 마시지 = 공급하지) 못하고,

② 신체에서 아래의 끝(발, 발바닥)과, 위의 끝(머리)에서,
쓰지 못하는 쓰레기인 이산화탄소를 폐로 빨아들이지 못한다(결과).

3. 코[코는 기도(氣道)에 해당하는 신체 부위]를 통해서(지나서),

가슴[= 폐 = 허파]으로 숨을 쉬게 되면(조건 or 원인),

① 폐에서 심장에, 정상적으로(힘차게) 산소를 공급하게 되고,

② 피(혈액)를, 발, 손[신체에서 아래로 끝(말단)]에서 가슴[= 폐 = 허파]으로 끌어 올리고,

피(혈액)를, 머리[신체에서 위로 끝(말단)]에서 가슴[폐 = 허파]으로 끌어 내리게 된다.(결과)

이것은 폐 호흡이,
양쪽 폐(왼쪽 폐와 오른쪽 폐)에서

'적극적'으로

펌프질[① 큰 차이로 이기는 힘을 이용해서,
어떠한 것을 빨아들이는 자기 기능(역할)을
하는 일]을 하기 때문(원인)이다.

작성일 : 2023년 08월 01일(화)

result 가슴(= 흉식) 호흡

1. 코로 숨을 들이마셔서,
기도 호흡을 하고,

어깨와 갈비뼈를 최대로 들어올려서,
폐의 위쪽 공간을 펌프질하여,
'연구개'와 '후두덮개'가 계속 열리게 한다.

2. 장점

① 적은 양의 호흡을,
갑자기 들이마시는 데에는,
흉식 호흡이 더 유리하기 때문에,

스포츠에서는,
매우 빠른 속도로,
호흡을 들이마셔야 할 경우에,
흉식 호흡이 사용되는 경우도 있다.

3. 단점

① 노래를 해야 하는 경우에는,
발성 기관에 불필요한 압박을 가해서,
좋은 소리를 내지 못하는,
안 좋은 습관을 들이게도 된다.

② 최대한 부풀려서 들이쉴 수 있도록 하는,
공기의 양은 별로 차이가 없지만,

횡격막을 아래로 느슨하게 늘어뜨리는 복식 호흡에 비해,

힘도 더 들고,
날숨도 길게 유지하지 못한다.

result 복식 호흡(= 횡격막 호흡)
[배 호흡 → 폐(허파 or 가슴) 호흡
→ 복식 호흡(횡격막 호흡)]

1. 사진

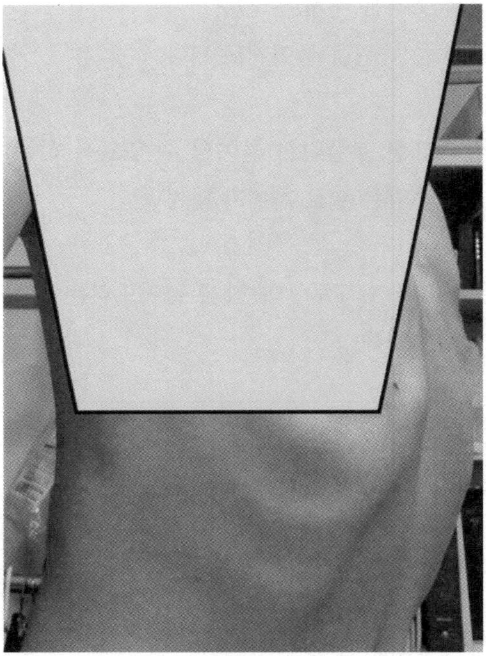

2. 기본적인 환경(= 조건 = 준비)

① 척추가 바르고 곧게 서 있어서,
척추의 힘이 세야 함(가슴 호흡에도 해당됨).

② 폐(허파)까지 근육을 쓰지 않아야 됨.

3. '복식 호흡(= 횡격막 호흡)'의 개념

: 배 근육(내복사근 + 복횡근)만을 수축하여 [= '내복사근 + 복횡근'만을 최대한 조였다가, 최대한 늘리는 방법을 사용하여],

배 안에 압력의 차이를 생기게 하는[= 배 안에 압력의 차이를 최대한 높이는] 호흡 방법.

1편 건강한 신체(기본) - 9 기타
- '복식 호흡' 참조하기.

작성일 : 2024년 02월 05일(월)

result 외상 후 스트레스 장애[= 풍(風)의 증상 = 풍사(風邪)의 증상]의 해결 방법

1. 전파 자극을,
내 몸(기분)에 좋을 만큼, 혼합하기(섞기)

① 전기난로(열)
② 선풍기(소리+시원한 바람)
③ 고압 전신주 근처(10분 이내)
④ 드라마(스릴, 전율, 감동)
⑤ 내가 좋아하는 음악(EDM 등)
⑥ 기분이 좋을 만큼, 따뜻한 샤워기(소리+두드림)의 물

2. 몸의 뭉친(굳은) 근육을 풀기

1) '대뇌'를 둘러싼, 머리의 근육

대뇌의 왼쪽 뒤쪽(1시, 2시) 부분의 근육,
대뇌의 왼쪽 앞쪽(4시, 5시) 부분의 근육을,
부드럽고, 세게 누르면서,
정보 처리를 담당하는 대뇌(중추신경의 하나)에도, 기분이 좋은 자극을 주어서,
신호가 시원하게 연결되게 함.

대뇌의 오른쪽 앞쪽(7시, 8시) 부분의 근육,
대뇌의 오른쪽 뒤쪽(10시, 11시) 부분의 근육을,
부드럽고, 세게 누르면서,
정보 처리를 담당하는 대뇌(중추신경의 하나)에도, 기분이 좋은 자극을 주어서,
신호가 시원하게 연결되게 함.

2) 그 밖에, 뭉친(= 굳은) 근육을 풀기

2편 뭉친(굳은) 근육 풀기(부위별 상세) 참조하기

result '전두엽, 기도'를 따뜻하게 하여, 외상 후 스트레스 장애[= 풍(風)의 증상 = 풍사(風邪)의 증상]를 해결하는 방법

1. 방법

① 마음이 따뜻해지는,
'음악 방송' 활용하기

② 전두엽을 왼손으로,
따뜻하게 감싸 안으면서,

'음악 방송'에서,
흘러나오는 음악에 맞춰서,

입을 다물고,
허밍을 하기.

2. 병의 원인 분석 : 긴장되었던, 허파(폐)

스트레스(= 마음의 상처)가,
너무 크게 생기면,
찬바람이 허파(폐)를 통해서 몸으로 들어오게 되고,
허파(폐)가 호흡 기능을 하지 못하게 되면,
횡격막이 정지하게(굳게) 되고,
감기의 증상처럼,
풍(風)의 증상 = 풍사(風邪)의 증상[= 뇌성 발작 후의, 증상(◆)]이 나타나게 됨.

3. 결과

전두엽 부분을 따뜻하게 함으로써 녹이고,

입을 다물고,
허밍을 함으로써,

따뜻한 공기가,

'코-연구개-후두덮개-기도'를 통해서,
폐(허파)로 들어오게 되어서,

폐(허파)의 긴장(굳음)이,
녹게 되고(풀어지게 되고),

기도 호흡을 통한,
허파(폐)의 호흡 기능이, 원활해지게 되니,
횡격막이 정상의 기능을 하게 됨.

4. 그 과정에서의 변화

① 입
폐(허파)에서 나가지 못하고,
쌓여 있던,
이산화탄소(혈액 순환 후, 배출하는 성분 중의 하나)가, 입 밖으로 배출이 됨.

② 항문
배 호흡을 해서,
배로 들어와서, 밖으로 배출되지 못했던,
무색, 무취의 가스(산소 등의 기체)가,
항문으로 배출이 됨.

5. 예상되는, 종합적인 결과

'귀-대뇌-상복부-하복부'
의 정상화로 이어지게 됨.

6. 실제 결과

머리 부분에,
따뜻함이 올라오고,

무릎, 발등

손가락 관절

등이 시원하게 풀리는 상황이 됨.

4 정신(마음)

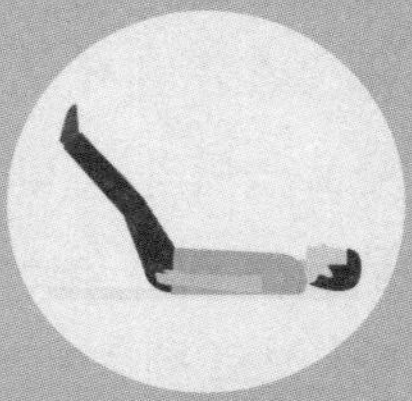

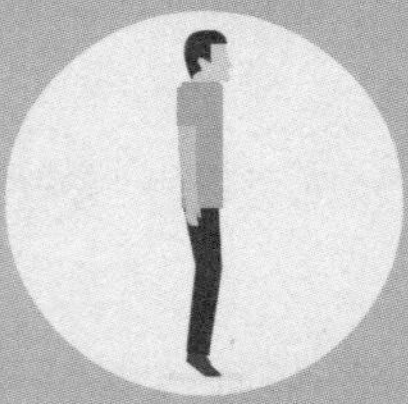

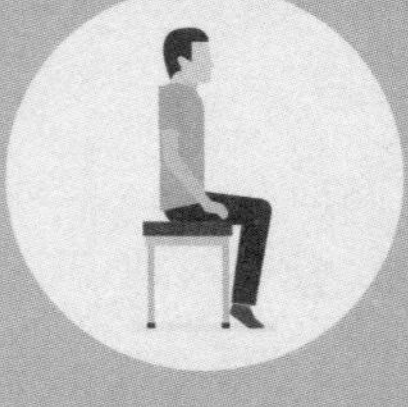

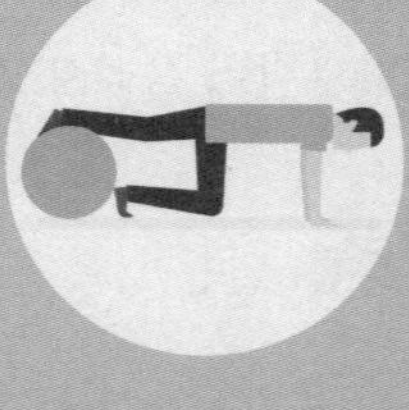

작성일 : 2023년 09월 23일(토)

result 스트레스(긴장)를 감당하기가 힘들면

1. 스트레스(긴장)를 감당하기가 힘들면, 쉬기

2. 선풍기 바람을 시원하게 쐬면서,
자신이 좋아하는 음악을 듣고,
자기가 좋아하는 드라마를 보면서,

기분을 좋게 하기
[= 긴장된 마음이 풀어지게 하기]

3. 그러면서(그렇게 하면서),
긴장된 근육을 찾아서,
그 부분을 부드럽고 세게 누르는,
압력을 사용해서,

도구(구운 대나무, 대나무 시트, 바닥, 나무나 쇠로 된 구조물)에,
누르고 밀면서,

그 긴장된(굳은) 근육을,
시원하게 풀어주어서,

막힌 혈관(핏줄)과 신경(= 정신이 지나가는 길)이 시원하게 뚫려서,

마음은 기분이 좋아지고,
육체(몸)는 편안해지게 만들어서,

어려운 상황에,

다시 도전할 수 있는 환경[= 정신과 몸(육체)]을 만들기.

4. 그런 후,
모두가 다 함께 잘 살고,
모두가 다 함께 잘 행복하게 사는,
세상을 만들고 싶다면,

세상 사람들에게 사랑을 실천하겠다는,

뜨거운 마음을 가지고[= 뜨거운 마음(열정)으로, 근육을 녹이면서],

열심히 목표를 이루기 위해,
열심히 그 목표를 이루는 데(것)에,
집중(모든 정신을 100%로 쏟음)하기.

작성일 : 2023년 10월 30일(월)

차가워서, 상처가 됨 vs 뜨거워서, 몸을 녹임

1. 차가워서, 상처가 됨

상처를 주는 찬바람
[= 상처가 되는, 차가움
= 무서움 = 두려움
= 상처 = 고통 = 아픔
= 시련(난이도가 어려운 시험)]

이, 기도를 통해서,
허파(폐)로 들어오는 과정에서,

입, 기도,
연구개, 후두덮개,
허파(폐)에,

상처가 되는 차가운(= 무서운 = 아픈)
기운(느낌)이,
몸의 근육을,
뭉치게(= 굳게 = 얼게 = 긴장되게) 만든다.

그럼,
풍(風)의 증상 = 풍사(風邪)의 증상
= 외상 후 스트레스 장애의 증상
= 발달 장애의 증상
[① 신체 동작(움직임)이 느림.
② 정신(= 두뇌 = 머리) 회전(사용) 능력이 느림.
③ 정신이 흐리고, 어두워서,
머리에 새겨지지 않으니, 기억력이 낮음.
④ 말(발음)이 느리고, 정확하지 않음(= 어눌함)]
이 생길 수(나타날 수) 있다.

2. 적당히, 뜨거워서, 몸을 녹임

나의 기분을 좋게 할 정도
의 파동(= 떨림)을 가진,

전파 자극
[① 전파의 흐름(물결)
② 소리가 울림(울려 퍼짐)]
을 사용해서, 근육을 풀기.

작성일 : 2023년 11월 15일(수)

result 말로, 상처를 받고,
'몸의 기능'이 떨어지는(저하되는) 과정
[= 차가운(상처가 되는), 자극(공격)으로 인해서,
몸의 여러 기관에서, 제 기능(정상적인 기능)
을, 못하게 되는 과정]

1. 병

[① 병원균(= 병원체)
② 차가움, 싸움(전쟁), 상처를 줌(울림), 죽임
③ 외부의 차가운(상처가 되는), 자극(공격)]

이, 심장과 횡격막 사이인,
몸속의 흉강[= 폐(허파) + 심장 + 식도(상부,
중부)]까지 들어와서,

그 기관의 기능을,
굳게(= 뭉치게 = 긴장되게) 한다
[= 그 기관의 기능이 제 기능(정상적인 기능)
을 하지 못하게 만든다].

작성일 : 2023년 11월 03일(금)

result '체력[몸의 힘(기운)]'으로 인해서(원인),

제정신이 아닌[= 정신줄을 놓은 = 정신이 이상한] 사람이 되는(결과) 경우에 대한 분석

1. 몸에 어떤 영양소(영양분)가
적당히 있어야 하지만,

어떠한 이유(원인)로 인해서,
이 영양소(영양분)가 부족한, 몸의 상태에서,

그 몸 상태에 해당하는(= 맞는 = 대응하는) 에너지(= 기운 = 힘)보다,

더 많은 에너지(= 기운 = 힘)를 써서,

정신[= 신경세포의 전기 신호 전달]에, 이상(= 잘못 = 틀림 = 오류)이 생기다(발생하다).

result 제정신(= 맑은 정신 = 정신)을 차리기
[= 정상적인 정신 상태로, 돌아오기
= 정신줄을 계속, 잘 잡기]

위한 방법

1. 영양소(영양분)를 골고루, 잘 먹기.

2. 바깥의 밝은 햇빛을 보면서,
밝은(긍정적인) 생각(마음가짐)을 가지기.

3. 자신의 몸 상태를 계속적으로 확인하고,
몸의 에너지(= 기운 = 힘)가,
바닥이 나지(의식을 잃고, 쓰러지지) 않도록
잘 관리하기.

작성일 : 2023년 11월 17일(일)

result 정신(신경)을 깨워서(살려서),
감각이 예민해지면, 생기는,
장점(좋은 것)과 문제(어려움) 예방하기

1. 장점

① 외부 환경에 대한, 상황 파악(앎)이 빠름.

② 자기 몸(신체)에 대한, 파악(앎)이 빠름.

③ 자신의 생각(느낌)에 대한, 파악(앎)이 빠름.

④ 기민하게
[= 자극에 대해 빠르게 알고,
정확하게 판단해서(판단력이 높아서),
자극에 대한 반응을,
빠르게 행동으로 나타내면서(보여주면서)]

일을 처리할 수가 있음.

2. 문제(어려움) 예방하기

① 사람들에게, 예민하게 반응해서는 안 됨.

② 이유
사람이 하는 모든 행동이,
특별한 이유가 있어서 하는 것은 아님
[= 무의식적으로(자기도 모르게) 하기도 함]
을 알고,

구체적인 증거(사실)를 통해서(얻고),
정확한 판단을 한 후에,

문제를, 원인에 따른 결과의 방법으로, 하나 하나 고치기

3. '단점'과 '장점'을 알고, 나를 바꾸기

① 단점
고칠 수 있는,
문제가 되는 행동(단점)은 고치기

② 장점

빠른 감각 능력이,

잘 발휘될(드러낼) 수 있도록, 하는 방법을,

연구하기

[= 문제 상황을 깊게 생각하며,

원인과 최상의 해결 방법을 찾자].

작성일 : 2024년 01월 01일(월)

result '뭉친 근육을 푸는 과정'에서,
'발달 장애'를 해결하는(푸는) 과정

1. 신경세포에 있던 오래된 기억이,

현재(지금), 떠오르게 되니
[만 0세의 기억까지, 기억이 날 수 있음],

그 떠오르는 기억은,
내가 주의 집중(관심이 있음)하여 들어서,
내 머리(대뇌)에 새긴 기억이니,

떠오르는 기억들을,
메모지, 네이버 블로그, 핸드폰 등을 사용해서, 하나하나 적으면서,
사실을 정확히 확인하고,
문제가 되는 것은,

네이버 국어사전, 인터넷 백과사전(나무위키 등)을 사용해서,

내가 이해가 되어서,
'아~ 그렇구나!' 하고,
그 기억을 잊고 넘어갈 정도로,
원인과 결과에 따라서, 정리를 해서,

기록한다
[= 이 내용은, 다른 사람들에게 말해도, 이해가 될 정도로,
정확한 근거 자료(음성 파일, 영상)로 확인이 되는 것이어야 한다].

2. 갑자기,
과거의 기억이 생각나는데,

그것이,

① 잠을 자면서, 꿈을 꾼 것일 수도 있고,

② 과거에, TV의 드라마, 영화 등을 보면서,
내가 알게 된, 영상 속의 기억일 수도 있다.

그러므로,

구체적인 증거
[= 음성 파일, 영상 자료,
구체적으로 설명을 해 줄 수 있는, 사실과 관

련된 사람 등]
를 통해서,
남들(다른 사람들)에게 말해도,
사실로 인정하는 내용만을 기록한다.

3. 정확한 사실에 근거해서,

나 자신(나의 수준, 내 능력의 한계)
에 대해서, 정확히 안다.

나에 대해서, 문제점이 있는 것은,
그 이유(원인)을 지혜롭게(총명하게) 밝혀서,

나의 문제를,
올바르게(= 맞게 = 이치에 적당하게),
고친다(해결한다).

4. 가장 기본적인 문제부터,
하나하나 바로잡아 가다 보면,

일반(보통) 사람들과
같이, 나의 감각 기관을 사용해서,

원활히 의사(생각)를 주고받을 수 있는 상태
가 된다.

5. 문제를 바로잡는 기준은,
'나의 능력 안'에서
열심히 노력해서,

'나'와 '내 가족'이 행복하고,

'사회에 보탬(도움)이 되는 존재'
가 되는 것으로 설정하고,

내 능력의 영역을 벗어나는,
'남'과 경쟁하지 말고,

'나의 마음이 편한 모임(사회)'
을 잘 선택해서,

그곳에서 행복하게 사는 것이 좋을 것 같다.

6. 이렇게 능력을 쌓기를,
노력하다(열심히 하다) 보면,

내가 뛰어난(훌륭한) 사람이 되고,

더불어(함께) 사회도,
좀 더 따뜻한 사회가 될 수 있다고 생각한다.

작성일 : 2024년 01월 21일(일)

result 부모가 자식에게,
인성 교육을 시킬(하게 할) 수 있는 방법[=
부모가 자식에게,
모든 사람들을 따뜻하게 사랑하고,
도움을 주라는,
인성을 강조하도록(중요하게 여기도록) 하는
방법]

1. 태어났을 때,

오른손을 더 잘 쓰건
[= 오른손이 더 능력 발휘를 잘하건],

왼손을 더 잘 쓰건
[= 왼손이 더 능력 발휘를 잘하건],

상대적으로,
능력이 떨어지는(낮은) 손까지,
잘 챙겨야지,

양손잡이(모든 손을 자유자재로 잘 사용함)
가 될 수 있다.

2. 그럼,

신체에서 왼쪽 부분인,

왼손, 왼쪽 어깻죽지, 왼쪽 골반, 왼발의 발
허리뼈,
뇌신경에서 왼쪽 부분(삼차신경의 왼쪽 부분
을 포함)이 100%로 시원하게 기능하게(움직
이게) 되고,

신체에서 오른쪽 부분인,

오른손, 오른쪽 어깻죽지,
오른쪽 골반, 오른발의 발허리뼈,
뇌신경에서 오른쪽 부분(삼차신경의 오른쪽
부분을 포함)이, 100%로, 시원하게 기능하
게(움직이게) 된다.

3. 이 원리를 활용해서,

내(자신)가,
나의 능력을 최대한으로 발휘하는 존재로,
성장(발전)하기 위해서는,

'모든 것을,
똑같이 아끼고, 사랑해야 한다'는, 조건(= 법칙 = 이치)이 필요하다.

4. 이러한 사실과 법칙으로, 추론하면,

부모가, 자식에게,

'어려운 사람들을,
따뜻한 눈으로 보고,
어려워하는 부분을 도와주어야 한다'

를, 인성교육의 핵심(중요함)으로,
여기고(생각하고),

자식 교육에 앞장을 설(솔선수범을 할) 것으로 보인다(예상이 된다).

작성일 : 2024년 02월 04일(일)

result 몸의 뭉친(굳은) 근육을 풀면서,
또는, 다 풀고 나서,
자신의 '취미 활동'을 선택하는 과정

1. 어떠한 것을 하면서,
신나는(기분이 좋은) EDM을 듣기

2. 그러면서 동시에,
발허리뼈 부분의 관절,
손의 관절,
팔꿈치 부분의 관절,
목 부분의 관절,
어깻죽지 부분을 부드럽고 시원하게 돌리면서,
나의 뭉친(굳은) 근육을 풀고,

뭉친(굳은) 근육이 풀릴 때는,
'탄발음'이 나는 것을 듣고,

그러면서,

'아주 좋음'을 느낀다
[= 내가 지금 기분이 좋음을 느낀다].

3. 어떤 것을 할 때,
내가 웃는지(기분이 좋은지),
핸드폰으로 나(자신)의 얼굴을 촬영해서,
내 얼굴 표정의 점수를 매긴다.

1) 평가표
최고 : 100점
작은 웃음 : 80점(좋음)
중간 : 50점
조금 슬픔(눈에 눈물이 조금 맺힘) : 20점
최하 : 0점

2) 예시
① 춤을 추는 것이 좋으면,
유튜브(인터넷)에서 '댄스 연습'을 검색하여 따라하는 연습하기

② 몸을 풀었으니,
자신의 몸을 보호하고,
약자(어려운 사람)를,
보살펴 주고 싶은 마음이 크면,

유튜브(인터넷)에서,
'태권도(태극 1장~8장, 고려, 금강)'를 검색하여, 똑같게 따라하는 연습하기.

③ 규칙적인 크기로 나누어진,
네모진(네모난) 바닥(= 보도블록) 위를,

자전거를 타고, 시원하게 달리면서,
몸의 뭉친(굳은) 근육을 푸는 것이 좋으면,

하루에 1번씩,
자전거를 타면서,
몸을 상쾌하게(시원하게) 하기

④ 밥을 먹고 나서,
나의 밥그릇을 싱크대 수전(물마개)의 샤워기 기능으로 그릇들을 물로, 깨끗하게 씻으면서
[= 더러워진(지저분해진) 것을, 닦으면서
= 설거지를 하면서],

몸의 뭉친(굳은) 근육을 푸니,
몸의 시원함이 느껴지면,

설거지를 하면서,
그런, '시원한 기분'을 느낀다.

5 신경
(신경 세포의 전기 신호가 지나가는 길)

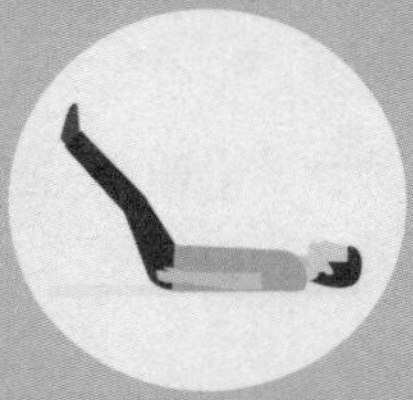

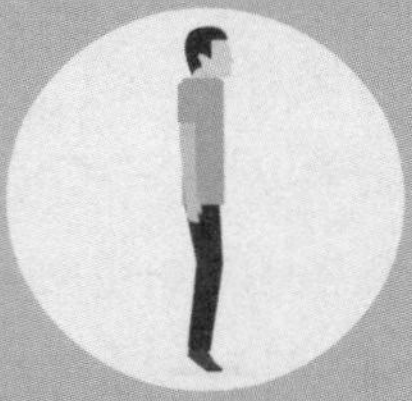

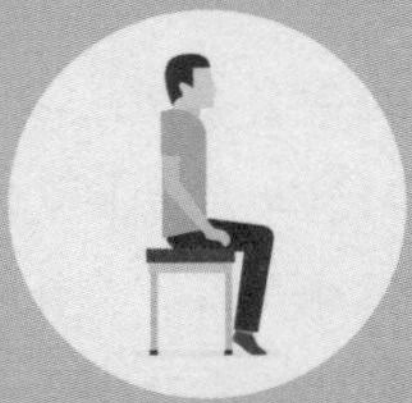

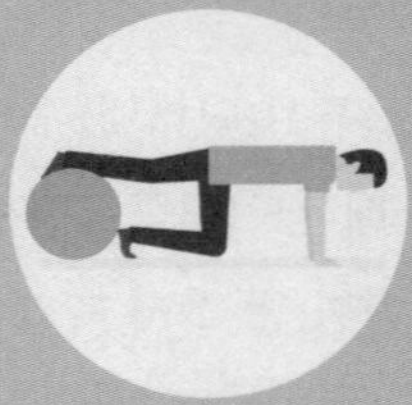

작성일 : 2024년 01월 26일(금), 2024년 02월 14일(수)

result '외부의 열 전파'에 대해서,
나의 정신(신경 세포의 전기 신호)을, 돌보는 (챙기는) 방법

1. 뜨거운 전기난로, 뜨거운 물로 샤워 등을 할 경우에,

중추신경[머리(대뇌), 등 근육(척수)],
말초신경[뇌신경, 손(팔), 발(다리) 등]이 있는, 온몸의 뭉친(굳은) 근육을 뜨겁게 녹이게 된다(풀게 한다).

2. 뭉친(굳은) 근육이 풀어짐으로써,
길이 시원하게 뚫리게 되고,

신경[= 신경 세포의 전기 신호가 지나가는 길]의 중간에,

장애물에 걸려, 걸려(막혀) 있던,
신경 세포의 정보
[① 오래 묵은(= 옛날 = 오래된) 전기신호]가 갑자기 중추 신경의 하나인, '대뇌(머리)'까지 전달이 된다.

3. 오래된 전기 신호와
대뇌의 정상적인 판단 체계(시스템)

사이에서,

오류(잘못)가 있을(생길) 수 있으므로,
마음을 차분히(= 편안히 = 평화롭게) 하고,

구체적으로 증명이 가능한, 사실을,
하나하나 종이(or 블로그)에 메모하면서, 내용을 정리해서,

올바른(맞는) 판단(계산하여, 결정함)을 해야 한다.

6 신체 구조

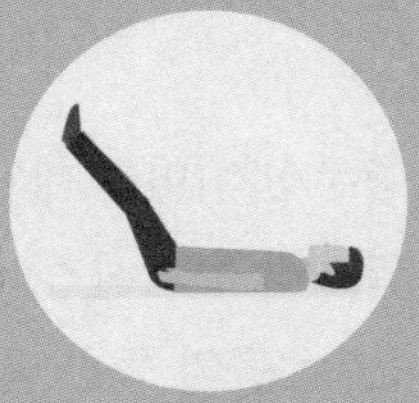

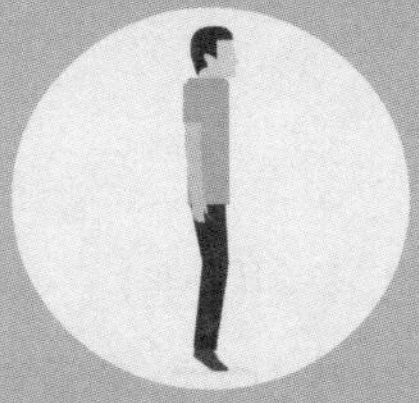

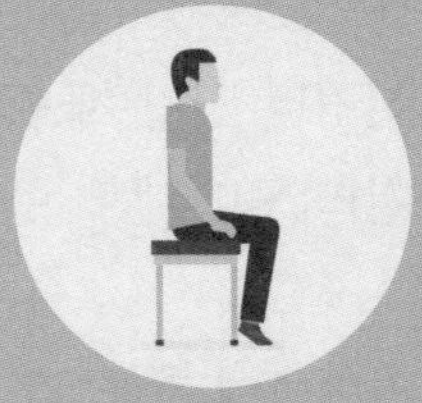

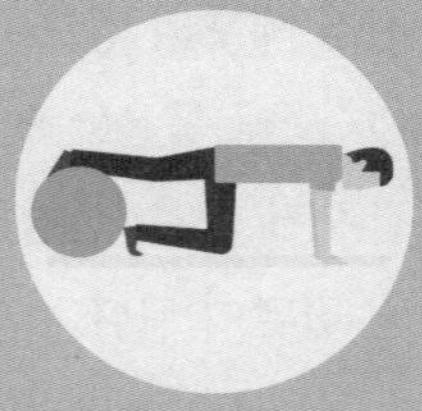

작성일 : 2023년 04월 25일(화), 2024년 02월 23일(금)

1. 관절의 구조(그림)

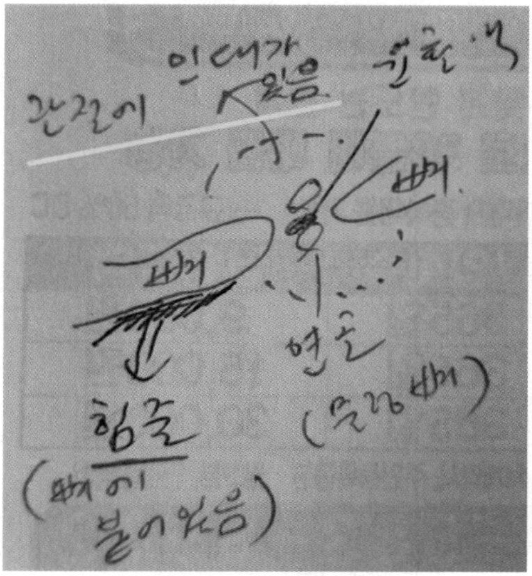

result '인
대'의 개념(뜻)

1. 관절(= 마디 = 뼈와 뼈가 만나는 부분)에
있으면서,
단단하고 센, 단백질 덩어리로, 이루어지고,
실 모양으로 된, 구조(조직).

result 뭉친(굳은) 근육을 풀 때,
관절에서 '뚝뚝' 하는,

소리(탄발음)가 나는 이유

1. 관절(뼈와 뼈가 만나는 부분)에서,
연골(물렁뼈)과 윤활액이,
서로 상호 작용하면서,
나는 소리.

2. 연골(물렁뼈)과 윤활액, 인대가 있는(환경),

관절(= 마디 = 뼈와 뼈가 만나는 부분)에서,

인대를,
부드럽게 최대한으로 늘이게(이완시키게) 되면,

관절에 있는,
연골(물렁뼈)과 윤활액이,

서로 상호작용하면서 소리가 난다
[= 연골(물렁뼈)의 자리 이동이 생기면서, 윤활액에서 소리가 발생하는 것으로 보임].
result 탄발음이 나는 과정에서,

조심(주의)할 점

1. 관절(뼈와 뼈가 만나는 부분)에 있는,
인대가 버틸(감당할) 수 있는 힘을,
초과해서(넘어서) 받게 되면,
인대가 늘어나면서, 손상(염좌)이 된다.

result 탄발음의 원리를 알고,
'건강한 몸' 만들기

1. 뼈와 뼈를 연결하는 부위인, 관절에서, 인대가 잘 움직여야지, 뼈와 뼈의 사이에서, 몸의 큰 힘을 버틸(감당할) 수 있게 되고,

신경(신경세포의 전기신호가 지나가는 길) 또한, 길이 시원하게 뻗어 있게 되니,

외부로부터의 감각을 빠르게 읽고,
대뇌(머리)로부터 처리된 결과를,
빠르게 표현할(나타낼) 수 있다.

2. 그러므로 뭉친(굳은) 근육을 풀 때,
관절에 있는 인대를
부드럽고 세게, 최대한으로 밀고, 당겨주면서,
360도 회전하게 되면,

연골(물렁뼈)과 윤활액이,
서로 상호작용하면서, 탄발음이 들리고,

시원함을 느끼면서,
근육이 풀리게 된다(이완이 된다).

작성일 : 2023년 10월 02일(월)

result '양손잡이'가 되는 2가지 방법

1. 태어났을 때부터 감각이 예민해서(빠르게 느껴서),
몸의 근육을 다 풀었기 때문임.

2. 전파 치료를 사용해서,
몸을 뭉친(굳은) 근육을 모두 풀면, 가능함.

① 뭉친(굳은) 근육을 모두 풀어야 하는 몸의 주요 부위

손가락, 손, 팔, 팔꿈치, 어깨, 어깻죽지, 어깻죽지 주변 근육, 척수(중추신경) 주변의 근육, 다리, 발가락, 머리(전두엽, 측두엽, 후두엽, 두정엽)를 감싸고 있는 두개골에 붙은 근육

② 온몸의 뭉친(굳은) 근육을 다 풀면 양손잡이가 될 수 있다고 생각함.

작성일 : 2023년 12월 10일(일), 2024년 02월 22일(목)

result 몸을 푸는 방법(큰 틀)

1. 내(자신)가 좋아하는 EDM음악을,
선곡(선택)해서 듣고,

내가 기분이 좋을 만한,
속도와 음량으로, 조절해서 듣는다.

2. 이때, 몸에서 찌뿌드드한(= 불편한 = 뭉친) 느낌(신호가 있음)이 드는 부분
[① 관절이 있는 부분은, 인대와 근육
② 관절이 아닌, 뼈 부분은,
뼈에 붙은 '힘줄과 근육']
을, 부드럽고, 세게 누르면서,
360도 회전을 하며, 풀어 준다.

3. 몸을 푸는 부분이, 관절일 경우,

그동안, 긴장으로 굳어서,
제 기능(정상적인 기능)을 하지 못했던 인대를 최대한으로 늘리는 과정에서,
관절에 있는,
연골(물렁뼈)과 윤활액이,
서로 상호 작용하면서,

소리가 난다
[= 탄발음이 발생하게 된다].

4. 그렇게,
온몸(머리, 목, 손, 어깻죽지, 발 등)을 다 풀어 준다.

7 전파 치료(전파 자극을 사용함)

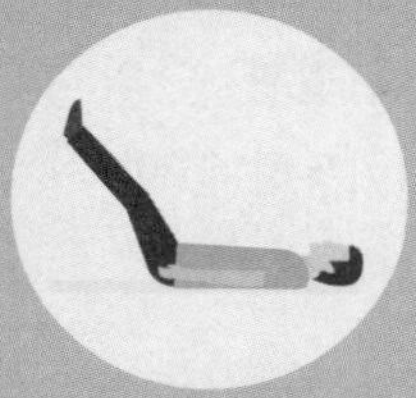

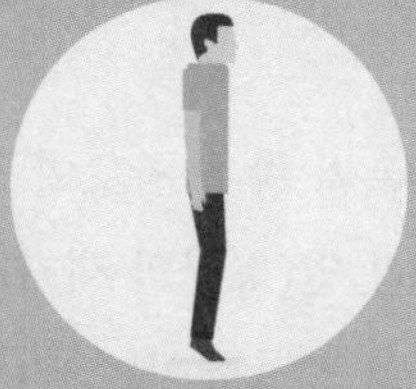

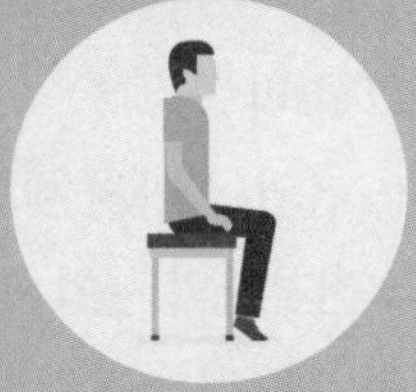

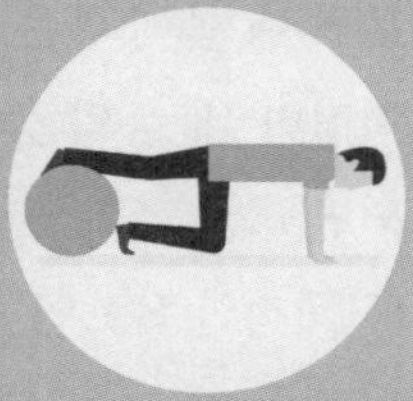

작성일 : 2023년 06월 16일(금)

result '전자파'를 사용한, '전파 치료'

1. 무엇을 치료

뭉친(굳은) 근육을 풀어 줌으로써,
신경 안에 있는, 신경세포의 전기신호와 핏줄(혈관) 안의 피(혈액)가 시원하게 흐르게(이동하게) 함.

2. '전파 치료'의 개념

듣기 좋을 정도의 소리
[음압(소리의 세기) + 주파수]
를 사용해서,

그 소리
[= 음압(소리의 세기) + 주파수]
= 전자파의 세기 + '주파수인, 1초당 떨림(진동) 횟수']
로써 내 몸에 좋은 영향을 미치게 하고,
적절히 내 몸의 뭉친(굳은) 근육을 풀어주게 되면,
(구체적인 목표인 결과 : ①, ②, ③, ④)

① 몸의 근육이 풀림.
② 힘줄이 뼈에 단단하게 달라붙음.
③ 핏줄(혈관)이라는 환경에서 피(혈액)가 시원하게 움직임(이동함).
④ 신경이 시원하게 뚫리니, 신경세포 간에 전기 신호가 시원하게 흐르게 되고[= 중추신경(대뇌 + 척수)과 말초 신경 사이에서, 신호가 시원하게 잘 전달이 되어서]

(전체적인 결과)
내 몸(육체 + 정신)의 건강을,
회복할 수 있게 된다.

8 이명(耳鳴)

→ 귀에서, 이명의 크기(주파수+강도)가 있을 때

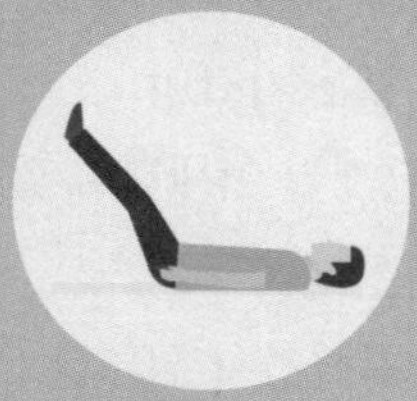

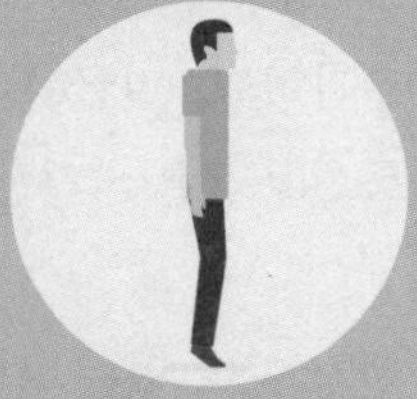

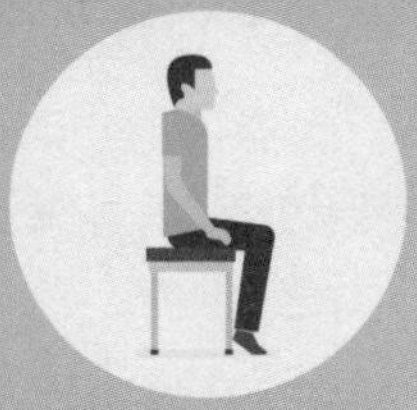

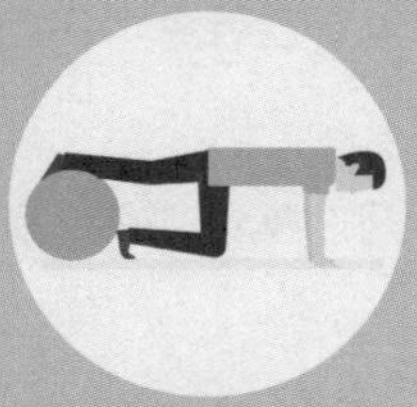

작성일 : 2024년 02월 06일(화)

result '이명(耳鳴) 치료'에 대한, 분석

1. 이명 발생 후, 3개월 내

이명 발생 후,
청신경이 회복될(= 돌아올 = 다시 살아날) 수 있는 기간이,
3개월 이내라고 말씀하셨으니,

청신경이 위치한,
'귀'랑 '뇌(대뇌)' 부분인, 귀, 머리, 그리고 추가하여, 얼굴(삼차 신경 가지), 목 부분의 뭉친(= 굳은 = 긴장된) 근육을 풀어서,

신경 안에 있는, 신경 세포의 전기 신호와 핏줄(혈관) 안의 피(혈액)가

시원하게 흐르게(이동하게) 하면,

청신경의 기능 정상화 후에,
자연스럽게 '이명'도 사라지지 않을까

생각해 본다(추측).

→ 한의원에서도,
'귀 이명 증상'을 회복하기 위해서,
귀 부분을 포함해서, 몸의 여러 군데에, 침 치료를 받았던, 경험이 있음.

2. 이명 발생 후, 4개월 이후

청신경 기능의 저하(떨어짐)
와 이명의 발생(생김)을 고칠(= 회복할 = 다시 살릴) 수 없음.

3. 내가, '이명 발생 시점'으로 돌아간다면,

청력 검사로, 정확히 진단하여, 확인
+ 한의원에서, 청신경 관련 부위에, 침 치료

+ 청신경과 관련된,
뭉친(= 긴장이 되는) 근육을 풀어 주기

+ 몸이 편안한 상태(환경)를 적어도 3개월 이상 유지하기
[이유: 몸의 건강이 가장 중요하니까].

작성일 : 2024년 02월 07일(수)

result '왼쪽 귀'의 '이명'에 대한, 접근(6)

1. 이명의 크기가, 기분에 따라서, 달라짐

1) 검사할 때

나의 정신(마음)이,
긴장(굳음)되어 있는 수준에 따라서,
이명(耳鳴)의 소리가 달라짐.

의원, 병원에서 청력 검사 시,
문제를 푸는 것처럼, 긴장이 되니,

이명 소리의 크기가
① 이명 주파수 : 4~8kHz
② 이명 강도 : 62~86dB
로, 이명이, 'ㅆ'에 가까운,
고주파 소리가 세게 들린다.

ex) '귀뚜라미 울음소리'의 수준

2) 편안할 때

내가 좋아하는 음악을, 낮은 소리
[= 핸드폰 볼륨 1칸]로 켠 후, 편안히 잠을 잔 후 마음이 아주 편안한 상태에서는,

이명 소리의 크기가

사례 1
[① 주파수 : 대략 1~1.5kHz
→ 중간 주파수
② 강도 : 대략 10dB(데시벨)
→ 숨소리 정도],

사례 2
[① 주파수 : 대략 1.5~2kHz
→ 약간 고주파수
② 강도 : 대략 20dB(데시벨)
→ 속삭이는 소리 정도]

수준 정도로, 낮게 들림.

2. 건강한 귀 vs 청력의 이상

1) 건강한 귀(실제 사례)
자식이 부모의 마음을 알고,
잘 모시면(내 아기를 돌보듯이, 잘 챙기면),

부모님께서,
85세 또는 그 이상의 나이가 되어도,
양쪽 귀의 청력을 잘 유지함.

2) 청력의 이상(실제 사례)
내가 나(자신)의 마음이 아픈 것을 알면서도
잘 챙기지 못하면,

나이 만 40세 이전에,
나의 건강한 청력을 잃을 수 있음.

9 기타(식사 자세, 수면 무호흡증 등)

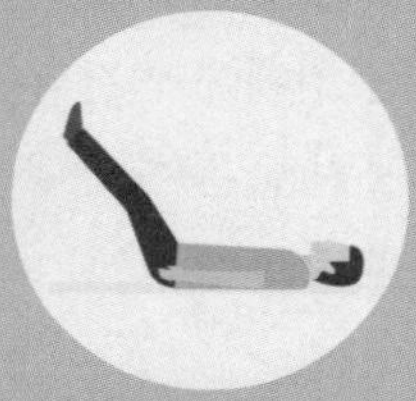

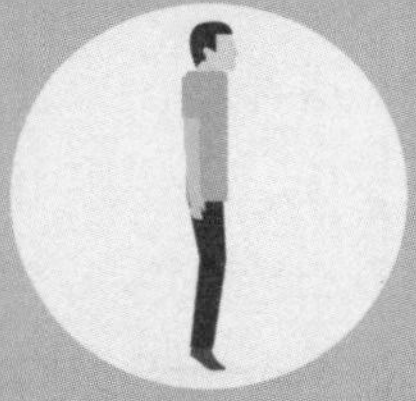

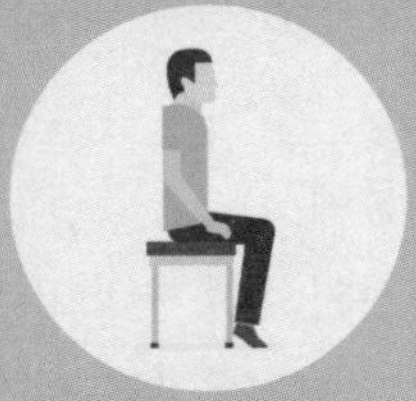

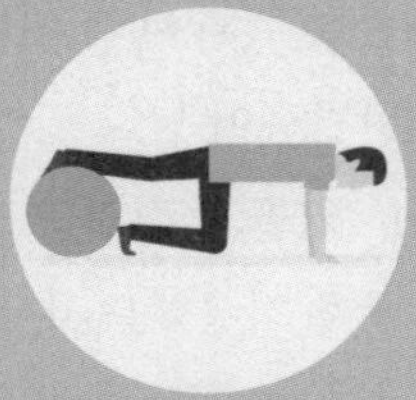

작성일 : 2023년 09월 24일(일)

result 식사할(= 앉았을) 때, 자세(1)

관절이 잘 움직이도록,
각 신체 기관의 자리가 잡힌다].

1. 방법

식사할 때,
양손으로 젓가락을 사용하는 것이,
몸 전체에 연결되어 있는,
뭉친(굳은) 근육을 푸는 데(것)에,
도움이 되네.

2. 결과

① 오른쪽 손목,
② 왼쪽 발목, 왼쪽 무릎, 왼팔 팔꿈치, 왼쪽 후두엽(왼쪽 측두엽)

등에서,
전기 신호가 오고(감각이 느껴지고),
그 부분을 부드럽게 돌려주니까,
관절(뼈와 뼈가 만나는 부분)에서,
탄발음이 난다
[= 연골(물렁뼈)과 윤활액이,
상호 작용하면서, 소리가 나고,

작성일 : 2023년 11월 23일(목)

식사할(= 앉았을) 때, 현재 내 몸의 자세 (2)

1. 포만감(배의 창자가 100%로 가득 찬 느낌)을 느끼는 순간을 아는 지점은,

단전
[① 내 몸을 기준으로 배꼽을 시작으로 해서 아래로 9.5cm 지점.
② 신체의 무게 중심
= 코어(core) = 중심핵 = 핵]
이네.

단전에서,
뱃가죽(배를 감싸고 있는 가죽)을,
꽉(100%로) 잡아당길 수 있을 때까지이다.

2. 더 먹게 되면,
내가, 내 몸을 감당할 수 없게 되어서 살이 찌게 된다.

단전 호흡 vs 복식 호흡(= 횡격막 호흡, ◆)

1. 단전 호흡

내 몸을 기준으로 배꼽을 시작으로 해서 아래로 9.5cm 지점을 중심으로 힘을 줌.

2. 복식 호흡(= 횡격막 호흡)

배꼽을 시작으로 해서,
윗부분인 상복부(배의 윗부분)를 중심으로 힘을 줌.

작성일 : 2023년 03월 14일(화)

result 수면 무호흡증

1. 잠을 잘 때, 무호흡 증상이
몸에 문제가 될 정도의 병적인 상태.

→ 잠잘 때, 기도(상기도 등)가 작아지는 구조 : 해결 불가함.

result '수면 무호흡증의 원인'을 해결하는 방법

1. 잠잘 때,

상기도(코와 입으로부터 목구멍과 후두까지의 부분)와 관련된 근육의 긴장을 풂.
(= 상체의 긴장된 근육을 전체적으로 풂)

① 도구 : 따뜻한 난로, 신나는 EDM 음악, 목을 뒤로 젖힐 수 있는 침대.

2. 특히, 목 뒤의 긴장된 근육을 풀고, 몸에 무리가 되는 않는 선(적당한 범위 내)에서, 편하게 머리를 뒤로 젖히고 잔다.

3. 기도 호흡을 하면서,

위쪽인 연구개와
아래쪽인 후두덮개 부위가

시원하게 열리는 상태를 만들고,
잠을 취한다(= 편안하게 잠을 잔다).

※ 연구개, 후두덮개의 위치

1편 건강한 신체(기본) - [3] 호흡
- '코를 통한, 폐 호흡법' 그림 참조하기.

작성일 : 2023년 04월 11일(화)

result 수면 무호흡증 관련

1. 검사 1 – 21년 01월 16일(토) 검사 결과

① 나: 23.5(시간당 무호흡 지수)
(아주 심하다 = 중등도)
② 30 이상 : 중증

2. 검사 2 – 23년 03월 27일(월) 검사 결과

① 나(머리를 뒤로 젖힘): 1.5~2 정도.
② 정상인 사람 : 5이하.

작성일 : 2023년 10월 09일(월)

result 잠을 잘 때, 자세 (1)

1. 자면서, '후두엽, 목의 뒷부분'의 뭉친(굳은) 근육을 풂.

2. 방법

목의 뒷부분에 구운 대나무로 받치고 그 위에 편백나무 통나무로 후두엽을 받치면서 자면,

잠을 자면서 후두엽에,
기분이 좋은 자극(= 누르면서 밂)이, 된다.

3. 도구

선풍기, 구운 대나무,
편백나무 통나무

4. 사진

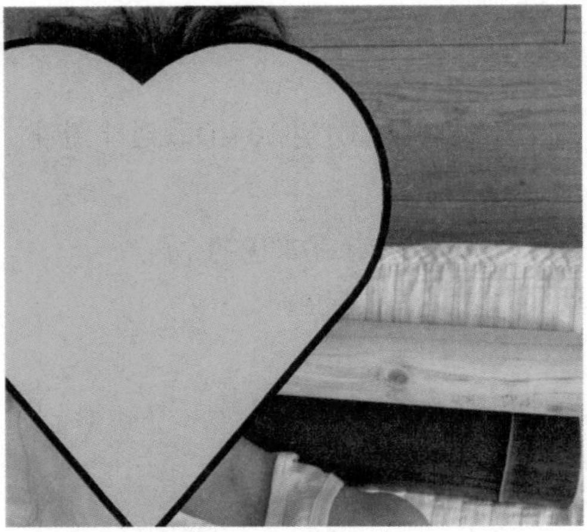

2편

뭉친(굳은) 근육 풀기

(부위별 상세)

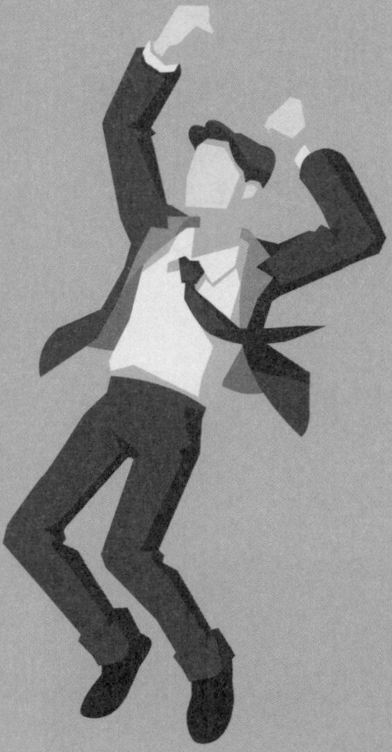

작성일 : 2023년 06월 26일(월)

몸의 뭉친(= 굳은) 근육을 푸는 방법(1)

[① 손가락 ② 어깻죽지 ③ 발

④, ⑤ 발바닥]

1. 방법

전기난로를 켜고,

EDM 음악(내가 좋아하는 음악)을 들으면서,

뭉친(굳은) 근육,

통증(아픔)이 느껴지는 부위를,

부드럽고 세게 누르면서,

뭉친(굳은) 근육을 풂.

2. 신체 부위

① 손가락

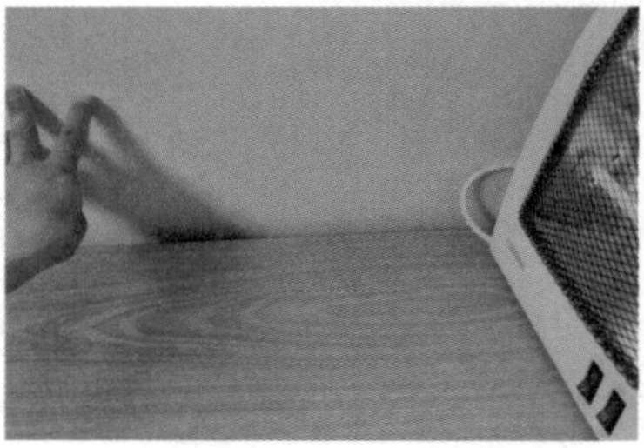

② 어깻죽지

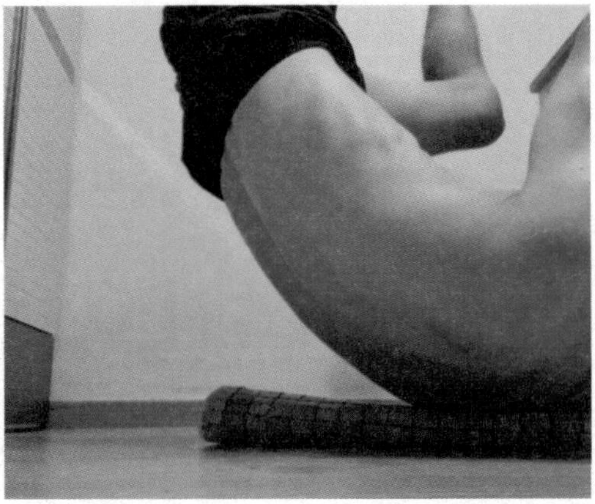

③ 발

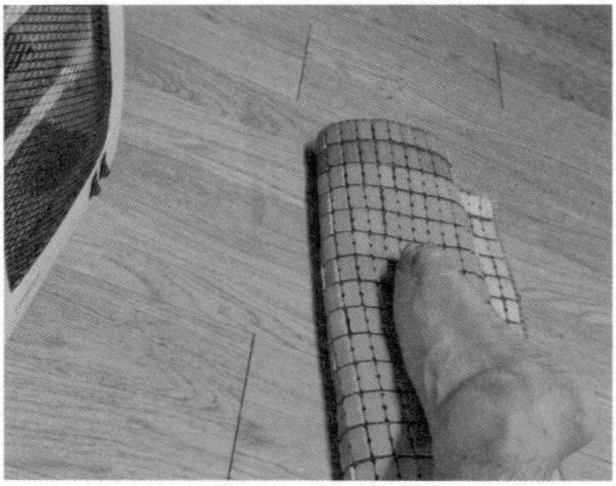

④ 발바닥

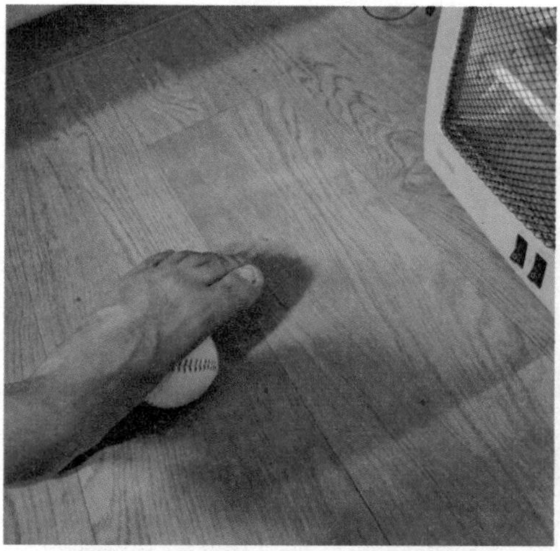

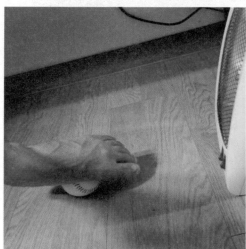

⑤ 발바닥(족저근막염 해결 가능), 뒤꿈치, 발목

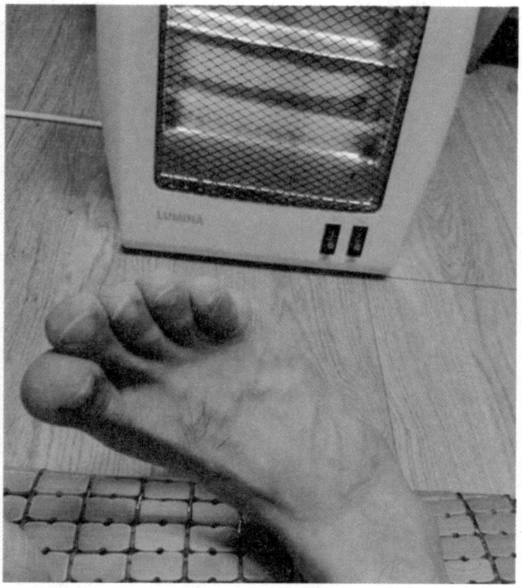

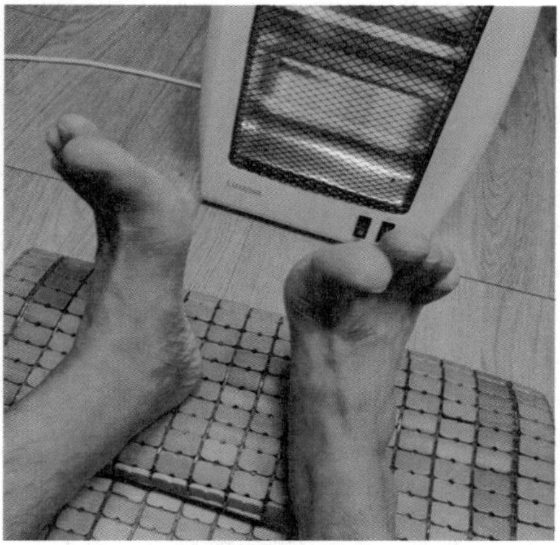

작성일 : 2023년 07월 08일(토)

result 왼쪽 ‘손바닥, 손가락, 팔목, 팔, 어깨’의 근육을 풂.

1. 방법

따뜻한 난로, EDM 음악을 사용해서, 왼쪽 ‘손바닥, 팔목, 팔, 어깨’의 뭉친(= 굳은) 근육을 풂.

2. 사진

① 손바닥, 손가락, 팔

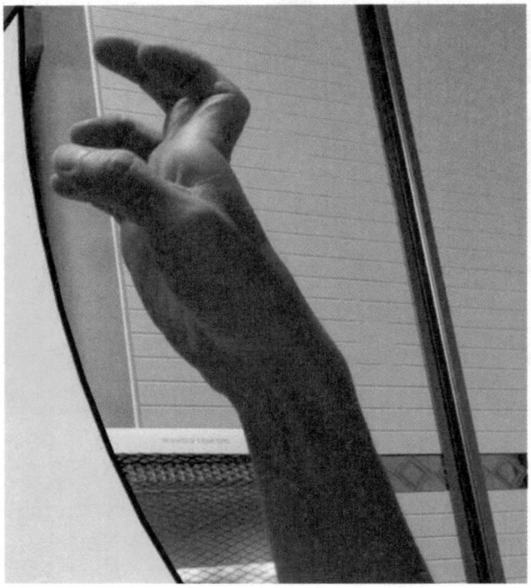

② 어깨

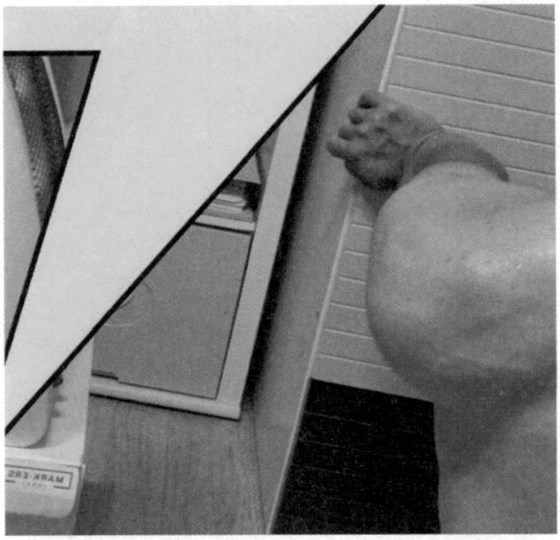

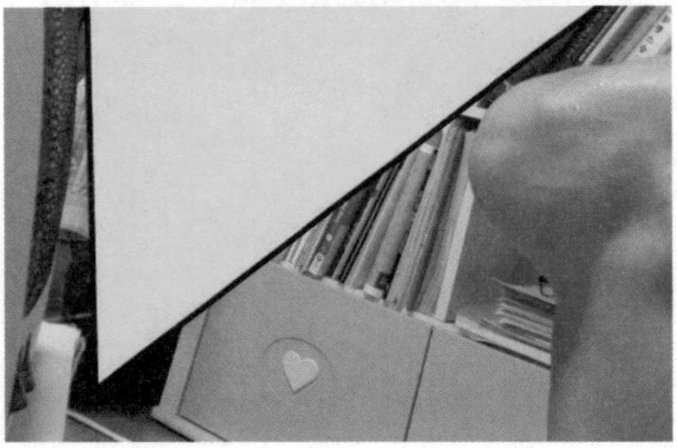

작성일 : 2023년 07월 23일(일)

몸의 뭉친(= 굳은) 근육을 푸는 방법(3)

EDM 세계 인기 음악

result 발바닥의 엄지발가락과 연결되어 있는, 힘줄인 '긴엄지 굽힘근 힘줄'이 제(= 정상적인) 역할을 하게 하는 방법

1. 방법

비 오는 날,
EDM 세계 인기 음악을 들으면서,
경치 좋은 곳에서,

발바닥의 엄지발가락과 연결되어 있는 힘줄인 '긴엄지 굽힘근 힘줄'을 부드럽고 시원하게, 늘려 줌으로써,

관련된, 발의 뭉친(굳은) 근육을 풀어 줌으로써,

'긴엄지 굽힘근 힘줄'이, 뼈에 단단하게 붙어서,

'힘줄'의 기능이, 정상적으로 돌아오게 함.

2. 도구

빗방울이 내 몸에 기분이 좋은 자극을 주는 환경

3. 사진

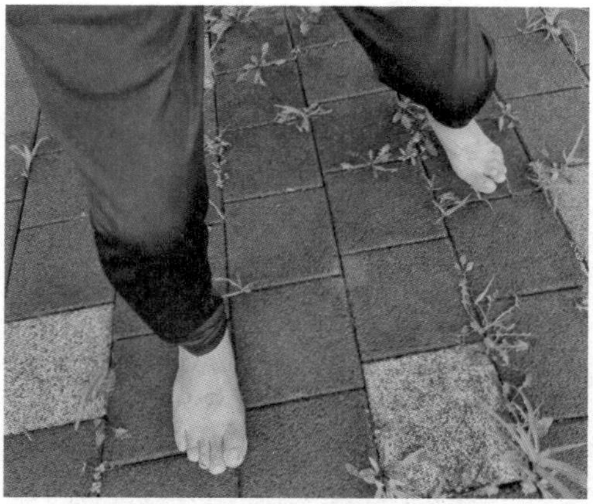

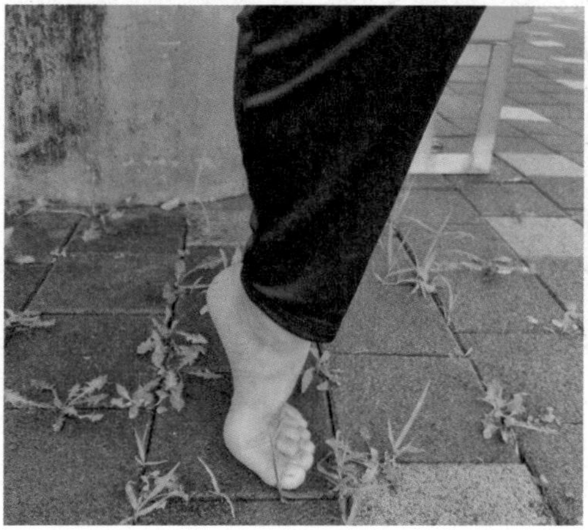

작성일 : 2023년 07월 24일(월)

몸의 뭉친(= 굳은) 근육을 푸는 방법(4)

1. 왼팔과 왼손의 근육을 모두 풀어서 다섯 손가락의 감각이 하나하나 모두 다 느껴진다.

2. 사진

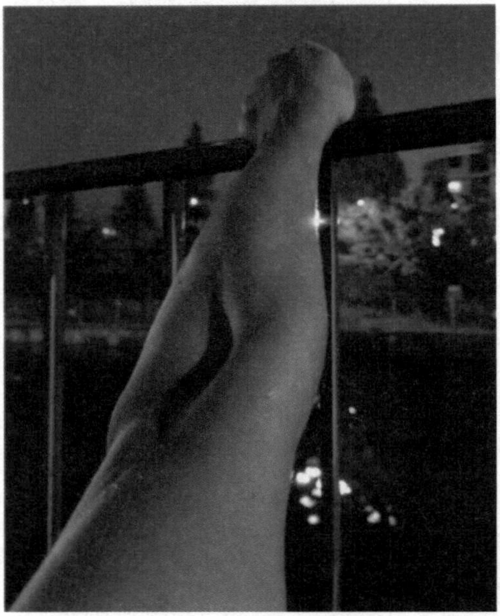

작성일 : 2023년 07월 28일(금)

몸의 뭉친(= 굳은) 근육을 푸는 방법(5)
① 어깨 부분
② 기도 호흡을 하기 위한, 근육.

1. 방법

고압 전신주 근처에서,
어깻죽지의 뭉친(굳은) 근육을 풂.

2. 도구

고압 전신주, 햇빛, EDM 세계 음악

3. 사진

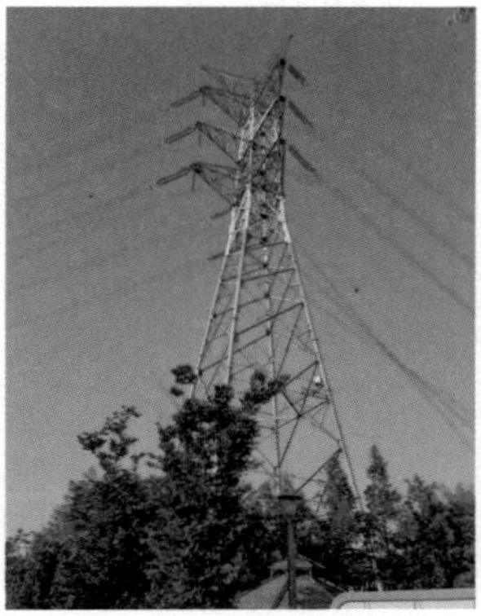

4. 결과

두 손을 앞으로 내서 지르는 동작을 할 때,
어깻죽지(= 근본 = 힘의 시작 부분)에서 꽉 잡아주니,

두 손을 내지르는 동작도 안정이 된다.

5. 알게 된 점

높은 전파 자극이,
몸을 푸는 데 도움이 된다.

6. 주의할 점

'고압 전신주'의 10m정도 옆에서,
10분 이상 있으니,

전파(전자파)가 세게 영향을 미쳐서,
오른쪽 무릎 뒷부분에, 아픈 것이 느껴지니,

잠깐만 고압 전신주에 머무르기.

작성일 : 2023년 07월 31일(월)

몸의 뭉친(= 굳은) 근육을 푸는 방법(6-1)

1. 방법

야구공을 사용해서 '어깻죽지'의 뭉친(굳은) 근육을 풀고 있음

2. 도구

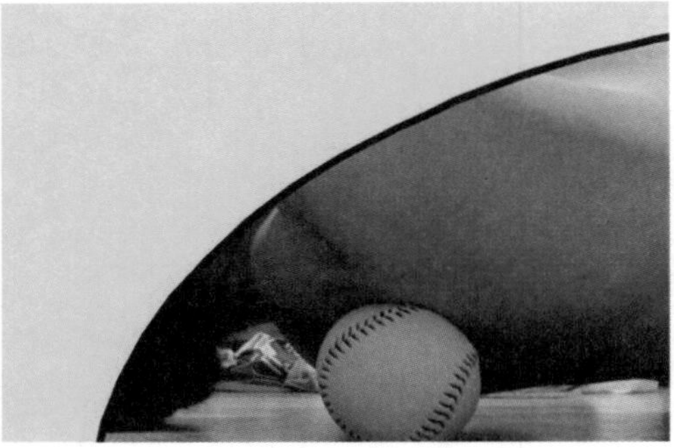

작성일 : 2023년 07월 31일(월)

몸의 뭉친(= 굳은) 근육을 푸는 방법(6-2)

1. 방법

탁구채로 탁구공을 치는데,
'팔꿈치'에 규칙적으로 기분이 좋게, 작은 충격을 주면서, 왼쪽 팔꿈치와 팔 그리고 다리의 뭉친(굳은) 근육을 풀고 있음.
- 오른쪽도 함께 풂.

2. 도구

탁구채, 탁구공, 32도의 여름 무더위

3. 사진

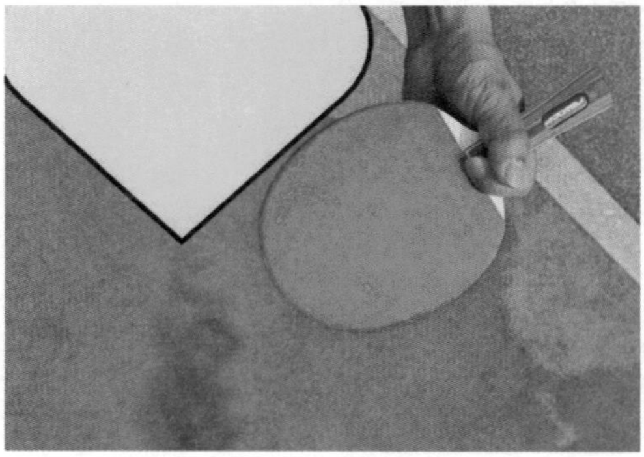

작성일 : 2023년 08월 01일(화)

몸의 뭉친(= 굳은) 근육을 푸는 방법(7)

1. 방법

구운 대나무 위에 내 몸의 ‘삼각근(어깨의 근육), 승모근’을 올려서, 나의 몸무게로 부드럽고 세게, 구운 대나무에 누르면서, ‘삼각근(어깨의 근육), 승모근’의 뭉친(굳은) 근육을 풂.

2. 도구

선풍기, 구운 대나무,
32도의 여름 무더위

3. 사진

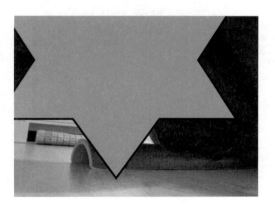

result ‘**사랑하는 감정**’으로,
‘**잘못**’을 고치게 하기

1. 사람의 근육은,
기쁜 감정에서, 강한 압박을 견디면,
강해진다고 생각함.

2. 이런 논리를 생각한다면,

사람에게 사랑하는 감정을 심어주고
[= 내가 널, 좋게 보고 있다는 느낌이, 들게 하고],

네가 잘못된 것은 고쳐야지 발전(성장)한다는 믿음(= 확신 = 자신감)을 심어 주기(= 마음의 밑바탕으로 삼게 하기).

작성일 : 2023년 08월 01일(화)

몸의 뭉친(= 굳은) 근육을 푸는 방법 (8)

1. '쇄골, 가슴(= 폐 = 허파)'의 뭉친(굳은) 근육을 풀고 있음.

2. 방법

탁구채로 탁구공을 치는데,
'팔꿈치-쇄골-가슴(= 폐 = 허파)'에,
규칙적으로, 기분이 좋게, 작은 충격을 주면서,

쇄골, 가슴(= 폐 = 허파)
주변에 있는,
뭉친(굳은) 근육을 풂.

3. 도구

탁구채, 탁구공,
실외에서, 32도의 여름 무더위

4. 결과

장애물에 막혀 있던, 오래된 혈액(= 피)이 혈액 순환이 되어서,
폐에서 이산화탄소(가스)로 변환시켜서 내보내니,

후두덮개(아랫부분)가 열리고,
입으로 이산화탄소(가스)가 배출이 됨(내보냄).

5. 사진

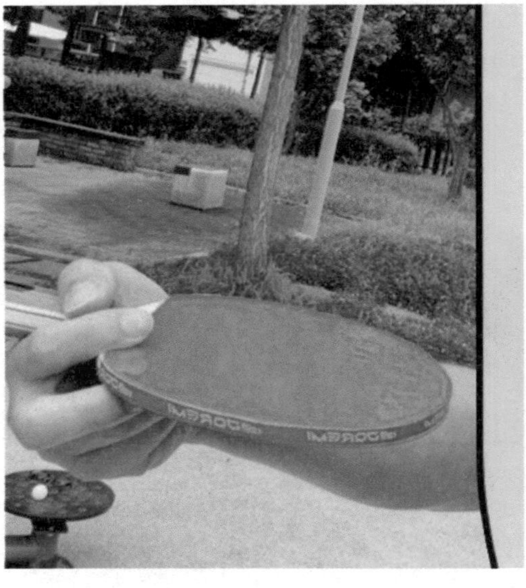

작성일 : 2023년 08월 13일(일)

몸의 뭉친(= 굳은) 근육을 푸는 방법 (10)

1. 왼쪽 '손바닥 안쪽-팔꿈치-어깨'
의 뭉친(굳은) 근육을 풂.

2. 방법

무거워서, 움직이지 않는, 책장을,
왼쪽 '손바닥' 안쪽으로,
부드럽고 세게 누름으로써,

왼쪽 '손바닥 안쪽-팔꿈치-어깨'로 이어지는, 뭉친(굳은) 근육을 풂.

3. 도구

무거워서, 움직이지 않는, 책장,
여름철의 따뜻한 온도(실내 31도),
EDM 세계 음악

4. 사진

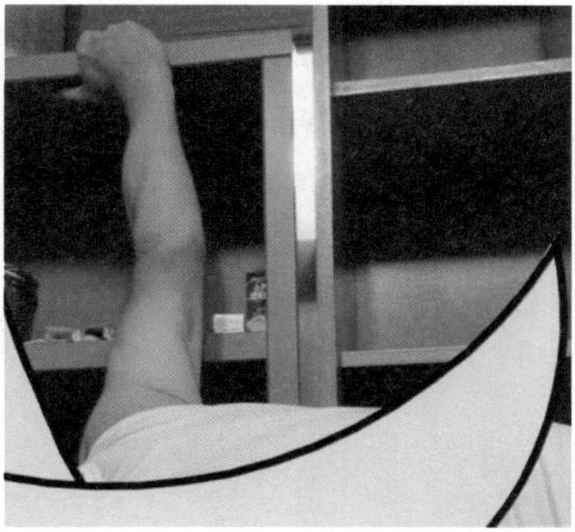

작성일 : 2023년 08월 16일(수)

몸의 뭉친(= 굳은) 근육을 푸는 방법 (12)

1. 두정엽, 후두엽, 측두엽, 전두엽
에 기분 좋은 자극을 주며,
'코, 입, 눈을 포함한, 얼굴'의
뭉친(굳은) 근육을 풂.

2. 방법

① 구운 대나무로,
두개골(머리뼈 전체)을,
부드럽고 세게 누름으로써,

정수리 부분인, 대뇌의 '두정엽'
두개골의 '후두골'과 뒷목 사이에 있는 대뇌의 '후두엽'
대뇌의 '측두엽'
대뇌의 '전두엽'에, 시원한 자극을 줌.

② '코, 입, 눈을 포함한, 얼굴'도, 부드럽고 세게 눌러 줌으로써, 뭉친(굳은) 근육을 풀어 줌.

3. 도구

실내 온도 : 32도, 여름철의 실내 온도.
소파(내 몸을 올려서, 두개골에 큰 압력을 줌)

EDM 세계 음악을 1.25배속으로 들으면서,
빠른 템포(속도와 박자)로,
신나고, 재미있게,
머리에, 감각이 느껴지는 부분을,
바닥에 부드럽고 세게 눌러 주며,
근육을 풂.

4. 사진

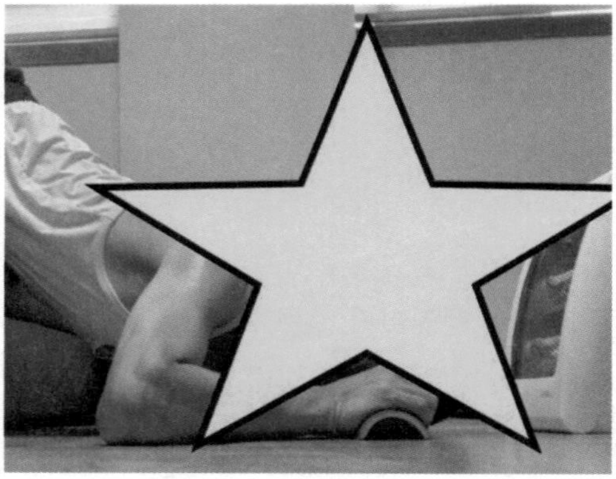

작성일 : 2023년 08월 17일(목)

몸의 뭉친(= 굳은) 근육을 푸는 방법(13)

1. 양쪽 손의 '엄지손가락(손가락)'과 '손바닥'의, 뭉친(굳은) 근육을 풂.

2. 방법

① 자전거를 타면서,
핸들 부분에 '엄지손가락'의
근육(피부)을 부드럽게 누르면서,
뭉친(굳은) 근육을 풂.

② 맨바닥에서는 안 됨. 재미가 없음.

③ 규칙적인 크기로 나누어진
네모진(네모난) 바닥(= 보도블록)은 그 일정한 간격이 음(높낮이, 길이, 리듬)이 되어서, 내 몸에 기분 좋은 자극을 주어서, 춤을 추게 하니,

손바닥, 엄지손가락(손가락)의
근육을 푸는 데 아주 좋음.

(피아노가 없는 사람은,
이런 방법도 있으니,
이렇게 손가락과 손바닥의 근육을 풀어서,
손을 자유롭게 사용할 수 있음)

3. 도구

① 여름철 외부 32도의 따뜻한 온도와 햇빛
② EDM 세계 음악 1.25배속

4. 사진

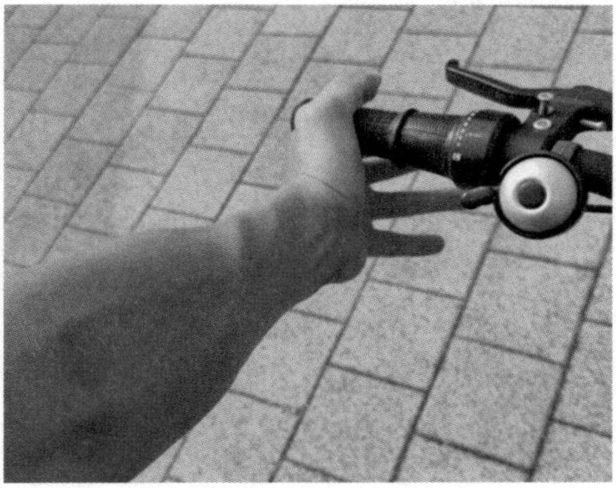

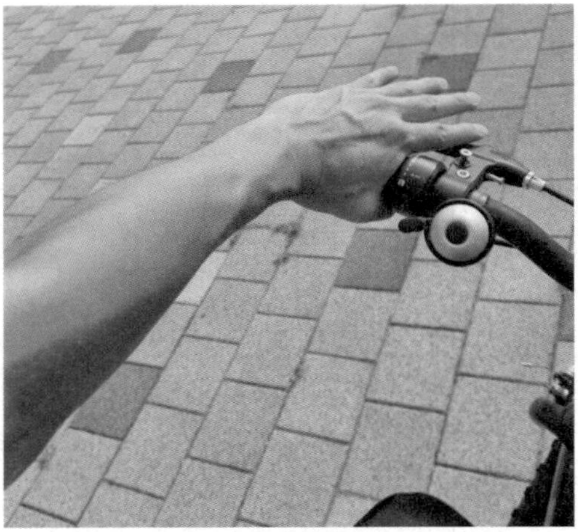

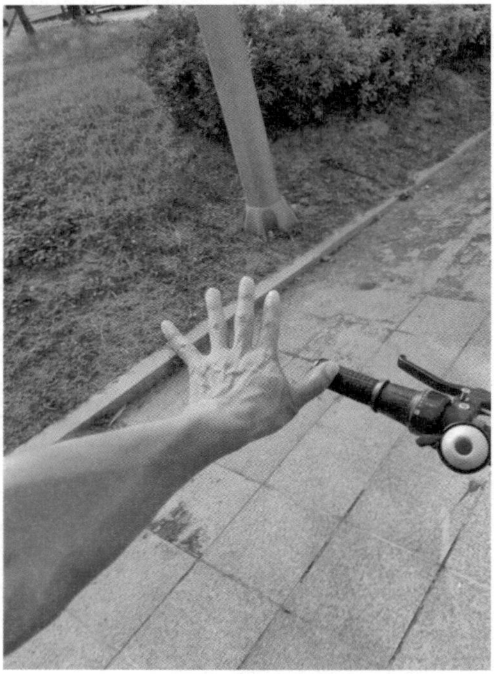

작성일 : 2023년 08월 21일(월), 2023년 08월 25일(금)

몸의 뭉친(= 굳은) 근육을 푸는 방법(14-1, 18)

① 어깨.

② 손가락 관절 사이.

1. '어깨'의 뭉친(굳은) 근육을 풂.

2. 방법

책꽂이의 날카로운 칸막이를 사용해서 손가락 사이의 뭉친(굳은) 근육을 풂.

3. 도구

① 여름철 외부 32도의 따뜻한 온도와 햇빛

② EDM 세계 음악 1.25배속

4. 사진

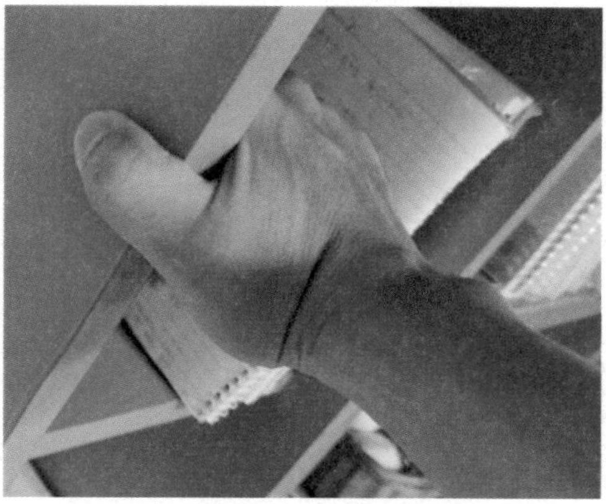

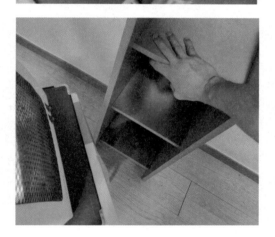

작성일 : 2023년 08월 23일(수)

몸에 뭉친(= 굳은) 근육을 푸는 방법 (16)

1. '손목'의
뭉친(굳은) 근육을 풂.

2. 몸무게의 압력(= 세게 누르는 힘)
을 사용해서,
'손목'의 뭉친(굳은) 근육을 풂.

3. 도구

전기난로,
구운 대나무,
EDM 세계 음악 1.25배속

4. 사진

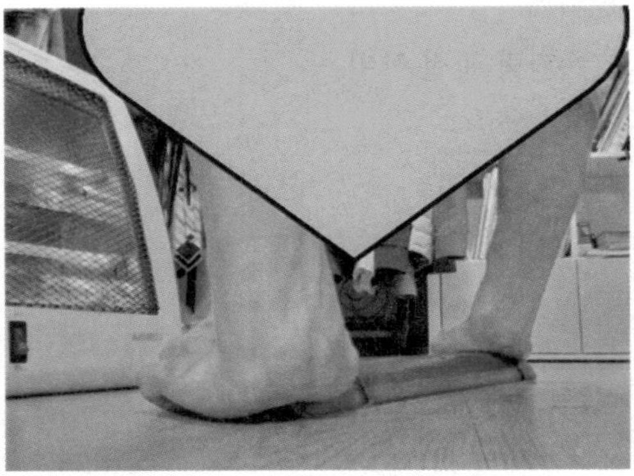

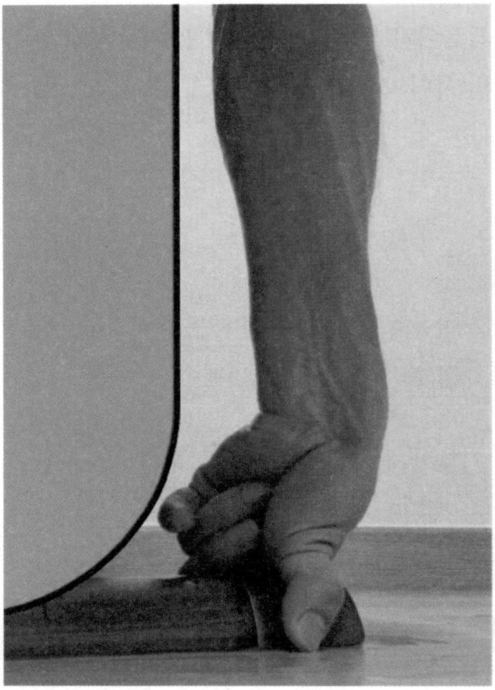

작성일 : 2023년 09월 10일(일)

몸에 뭉친(= 굳은) 근육을 푸는 방법(20)에 추가함.

1. '두 날갯죽지 사이, 날갯죽지 바깥 부분'의 근육을 풂.

2. 방법

내 몸 전체의 무게(센 압력)로, 부드럽고 세게 누르며, 날갯죽지에 있는 뭉친(굳은) 근육을 풂.

3. 도구

전기난로,
EDM 가곡 음악,
구운 대나무, 대나무 시트

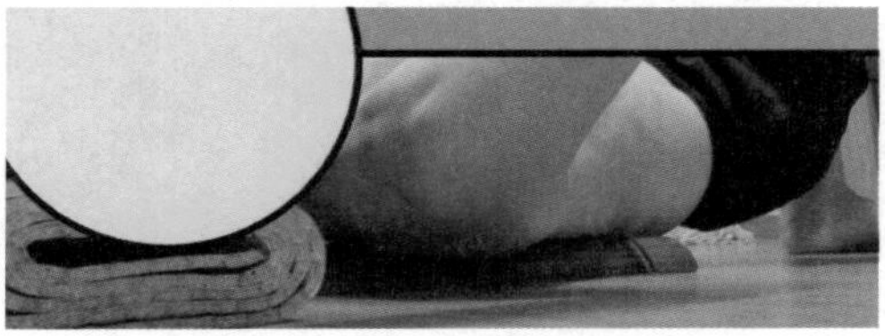

작성일 : 2023년 09월 04일(월)

몸에 뭉친(= 굳은) 근육을 푸는 방법(23)

1. 오른손의 중지, 약지, 새끼손가락 부분을 풂.

2. 방법

오른손의 중지, 약지, 새끼손가락 부분을, 내 몸무게(물구나무 서기 등)로 부드럽고, 세게 누르면서(압력을 주면서) 오른손의 중지, 약지, 새끼손가락 부분의 뭉친(굳은) 근육을 풂.

3. 도구

EDM 가곡 음악,
난로

4. 사진

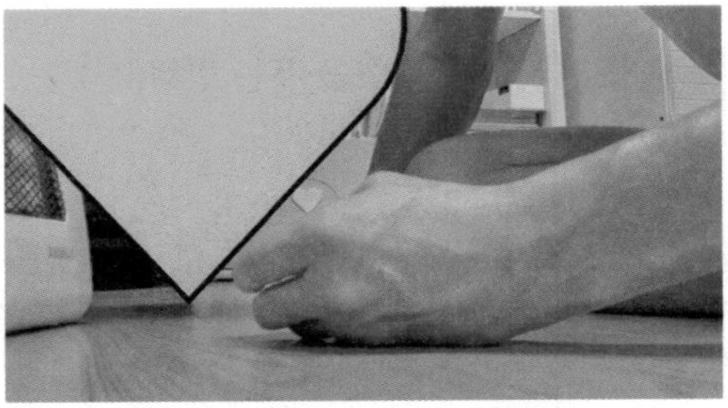

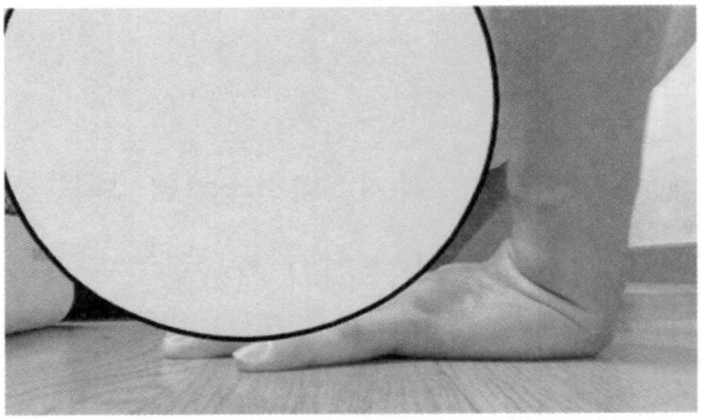

작성일 : 2023년 09월 07일(목)

result 근육을 크게 하는 방법(2)

1. 전기난로와 기분 좋은 감정으로 뼈에 붙은 힘줄까지 녹여야지,

뼈에 붙은 힘줄(근본)이
뼈에 단단하게 붙어서,

그 위에 근육이,
크고 단단하게 잘 만들어진다.

근본(바닥 → 뼈에 붙은, 힘줄)부터
건강하게 만들어야지,

근육(힘줄+살)이 운동을 잘하는
매끄러운 근육이 된다.

작성일 : 2023년 09월 13일(수)

몸에 뭉친(= 굳은) 근육을 푸는 방법 (27)

1. '가슴 부분'의 뭉친(굳은) 근육을 풂.

2. 방법

내 몸 전체의 무게(센 압력)로,
부드럽고 세게 누르면서,

'가슴 부분'의,
뭉친(굳은) 근육을 풂.

3. 도구

전기난로,
EDM 가곡 음악,
구운 대나무

4. 사진

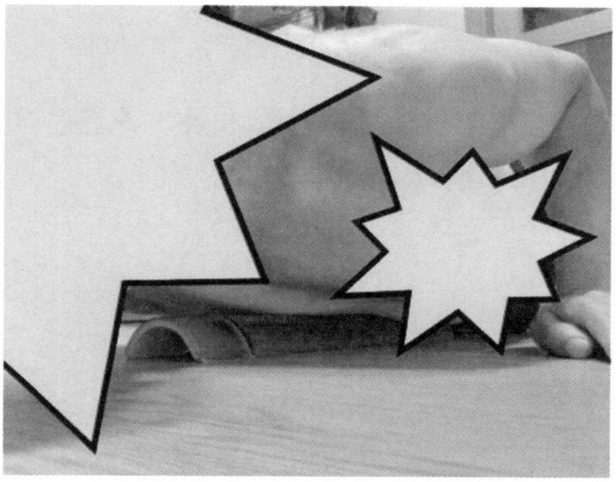

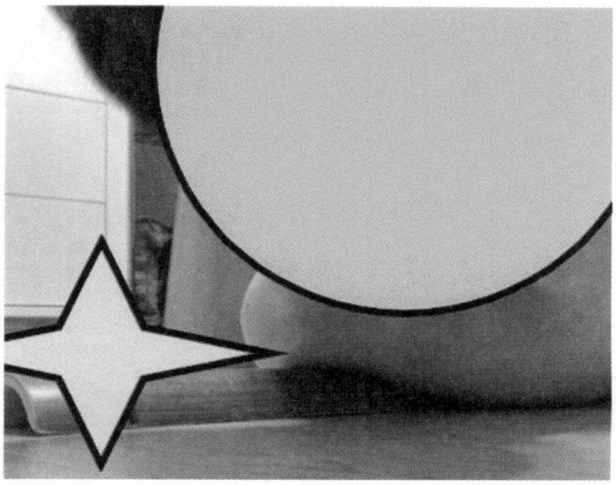

작성일 : 2023년 09월 17일(일)

몸에 뭉친(= 굳은) 근육을 푸는 방법 (29)

1. '왼팔의 팔꿈치 - 왼쪽 뒷목 - 오른손'의 뭉친(굳은) 근육을 함께 풂.

2. 방법

'왼팔의 팔꿈치, - 목의 1시 방향에 있는 왼쪽 뒷목 - 오른손'의 뭉친(굳은) 근육을 함께 푸니,

두정엽의 감각과 연결되는 느낌이 있음
[왼팔 - 왼쪽 뒷목 – 두정엽
이 통함(신호를 잘 주고받음)].

3. 도구

선풍기
초가을 실내온도 31도

4. 사진

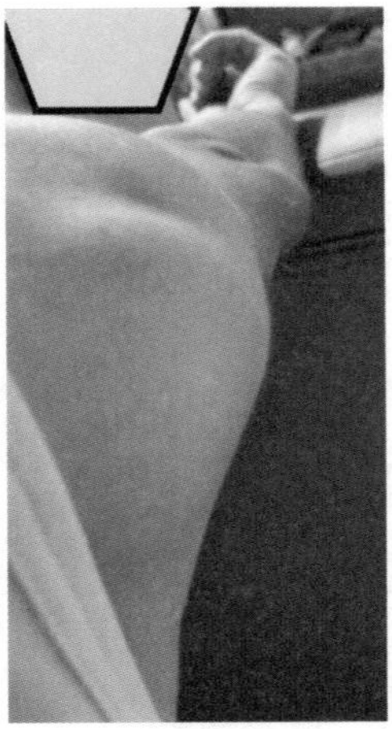

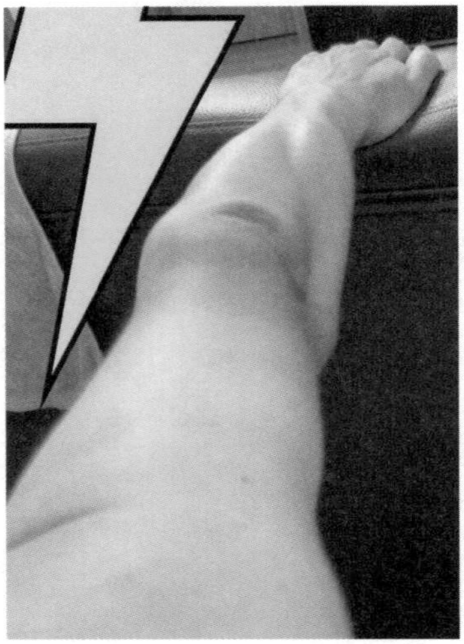

작성일 : 2023년 09월 18일(월)

몸에 뭉친(= 굳은) 근육을 푸는 방법 (30)

1. 오른쪽 '날갯죽지, 어깨, 팔꿈치'의 근육을 풂.

2. 방법

대나무 시트에 내 몸 전체의 무게(센 압력)로 누르며[= 세게 누르면서, 밀며] 뭉친(굳은) 근육을 풂.

3. 도구

선풍기, 대나무 시트,
구운 대나무,
31도 실내 온도(초가을)

4. 사진

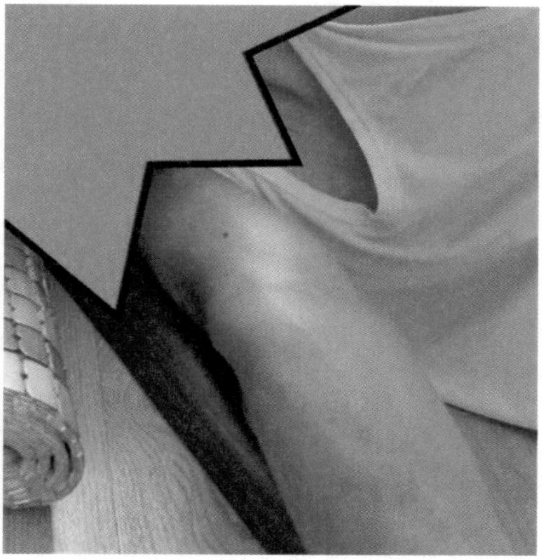

작성일 : 2023년 09월 18일(월) ~ 2023년 09월 19일(화)

몸에 뭉친(= 굳은) 근육을 푸는 방법 (31)

1. '왼쪽 날갯죽지의 아랫부분[= 이자(췌장) = 위의 뒷부분]'의, 뭉친(굳은) 근육을 풂.

2. 방법

공부하는데,
스트레스(긴장)로,

왼쪽 날갯죽지의 아랫부분[= 이자(췌장) = 위의 뒷부분]이 계속 아팠기 때문에

이 부분(왼쪽 날갯죽지의 아랫부분)을 풀려고 자세를 잡고(취하고),

몸 전체의 압력(= 세게 누르는 힘)을 사용해서,

'왼쪽 날갯죽지의 아랫부분'의 뭉친(굳은) 근육을 풂.

3. 도구

실내 31도의 온도(초가을),
EDM 가곡 음악

4. 사진

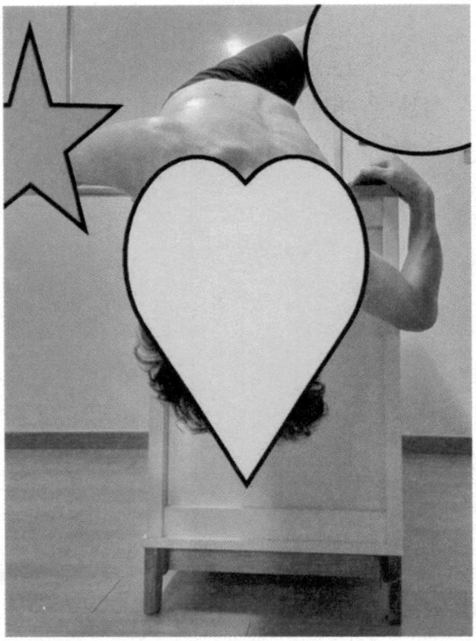

주의할 점)
내가 견딜 수 있을 정도까지만 부드럽고 세게 누르기.
[목, 머리 부분에, 피(혈액)가 적정 수준 이상으로 압박이 되면 안 됨.]

작성일 : 2023년 09월 19일(화)

result '왼쪽 날갯죽지의 아랫부분[= 이자(췌장) = 위의 뒷부분]'의, 뭉친(굳은) 근육을 푼, 결과(효과)

1. 왼손의 다섯 손가락으로,
책을 만지는 느낌(감각)의 신호가,

왼손, 왼팔의 팔꿈치,
왼쪽 어깻죽지(겨드랑이 뒷부분),
목의 1시 방향(왼쪽 뒷목),
왼쪽 측두엽(청각),
전두엽(왼쪽 눈, 왼쪽 이마 부분)

까지, 통하는(연결된) 것이 느껴진다.

작성일 : 2023년 11월 26일(일),
2024년 02월 22일(목)

result 나의 기준에서,
굳은(긴장된) 근육을 풀어 주는데,
적당한 온도

1. 대략 55도 정도의, 뜨거운 공기(대기).

result '전기난로의 능력'에 대한 분석

1. 사실

① 석영관 2개는,
55도 정도로, 뜨거운 공기(대기)를 만든다.

② 55도 정도의 뜨거운 공기(대기)를, 거리와 각도 등을 잘 계산해서, 사용하면, 나의 뭉친(굳은) 근육이, 잘 풀린다(= 잘 풀어진다).

작성일 : 2023년 09월 24일(일)

몸에 뭉친(= 굳은) 근육을 푸는 방법 (32)

1. '왼쪽 발목'의, 근육을 풂.

2. 방법

① 나의 발목에 내 몸의 무게를 최대한으로 실어서 내 발목의 근육으로, 축구공을 부드럽고, 세게 누르면서 밂.

② 뭉친(굳은) 부분이 느껴지는 부분으로, 공의 위치를 바꿔가며, 내 몸을 한 바퀴 돌면서 (360도 회전하면서), 발목에 있는, 모든 부위의 근육이 풀려서, 신경과 혈관이 시원하게 뚫려서, 신경세포의 전기신호와 피(혈액)가 시원하게 지나가도록 만든다.

3. 도구

EDM 가곡 음악,
축구공, 햇빛

4. 사진

① 오른쪽 발목

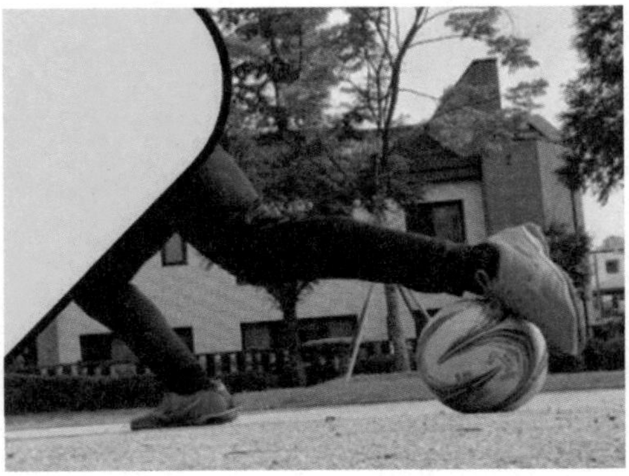

② 왼쪽 발목

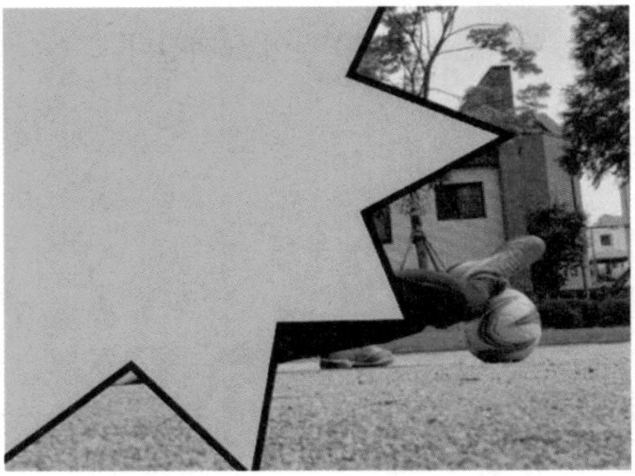

작성일 : 2023년 09월 27일(수)

몸에 뭉친(= 굳은) 근육을 푸는 방법 (33)

1. '척수에 얽혀 있는, 신경' 주변의 긴장된 (굳은) 근육을, 풀어서,

'척수에 얽혀 있는, 신경' 안에 있는, 신경 세포의 전기 신호가 잘 이동이 되게 함.

2. 방법

① 몸의 척수를 중심으로,
뭉친(굳은) 근육을 회전시키면서,

얽혀 있는 문제가 되는 부분을,
풀고 있다고 생각함.

② 꽈배기처럼, 꼬여 있는 척수는
꽈배기를 꼬여 있는 반대 방향으로 풀듯이,

몸의 척수를 중심으로,
척수의 경추 신경(목 부분)의 감각을 느끼면서,
척수를 최대한 구부리고, 펴면서,
360도 회전하면서,
그 꼬임을 시원하게 풀어 준다.

3. 도구

선풍기

작성일 : 2023년 10월 01일(일)

몸에 뭉친(= 굳은) 근육을 푸는 방법 (36)

1. '팔꿈치, 목, 날갯죽지'의 뭉친(굳은) 근육을, 풂.

2. 방법

1) 자전거를 타면서,
자세를 잡음.

2) 규칙적인 크기로 나누어진 네모진(네모난) 바닥(= 보도블록)은 그 일정한 간격이 음(높낮이, 길이, 리듬)이 되어서,

내 몸에 기분 좋은 자극을 주어서,
춤을 추게 하니,

몸의 긴장된(굳은) 근육을 푸는 데,
아주 좋음.

3) 자전거를 타면서,
등 뒤로, 손을 잡고,
팔꿈치의 근육을 당겨 주면서,

EDM 음악과 보도블록의 리듬에 맞춰서 팔꿈치에 기분이 좋은

규칙적인 충격(자극)을 줌
[= 규칙적으로 두드리는 자극을 주면서, 내가 의도적으로, 뭉친(굳은) 근육을, 누르면서 밂].

3. 도구

자전거, EDM 음악, 보도블록

4. 사진

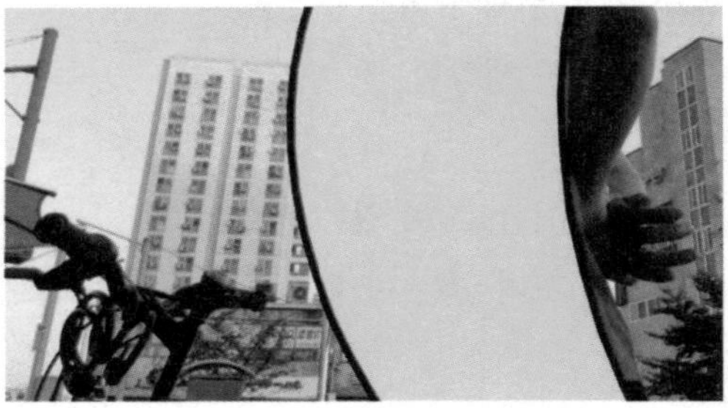

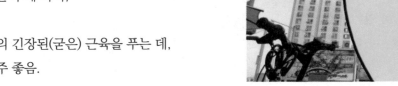

주의할 점) 사람들이 있을 때는,
사고가 나지 않도록, 조심해야 함.

작성일 : 2023년 10월 07일(토)

몸에 뭉친(= 굳은) 근육을 푸는 방법 (41)

1. '옆구리'의, 뭉친(굳은) 근육을 풂.

2. 구운 대나무(♥)에,
내 몸 전체의 무게(센 압력)로 누르며[= 세게 누르면서, 밀며]

옆구리의 뭉친(굳은) 근육을 풂.

3. 도구

구운 대나무,
편백나무 통나무(원형)

4. 사진

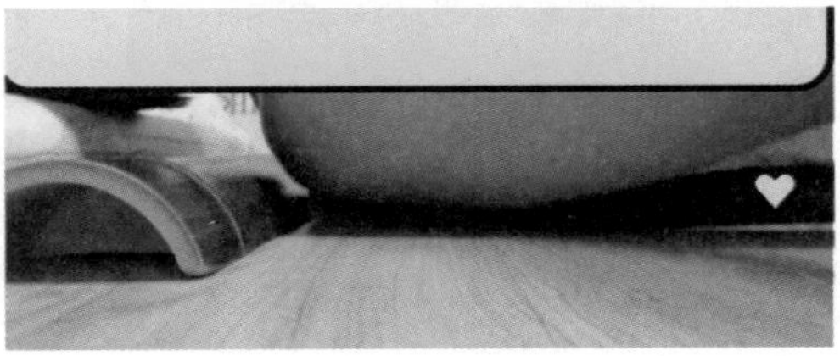

작성일 : 2023년 10월 08일(일)

몸에 뭉친(= 굳은) 근육을 푸는 방법(42)

1. '팔꿈치, 손가락'의, 뭉친(굳은) 근육을 풂.

2. 방법

1) 자전거의 앞바퀴와 뒷바퀴 사이에 있는, 굵은 프레임인, 탑튜브를, 팔꿈치를 쫙(180도) 펼친 상태에서, 누른다.

2) 규칙적으로 배열된,
보도블록(리듬감을 느끼게 함)을 지나면서, 팔꿈치에, 부드러운 충격(자극)을 느끼게 하면서, 누르고 민다.

3. 도구

자전거, EDM 음악,
규칙적으로 배열된 보도블록

4. 사진

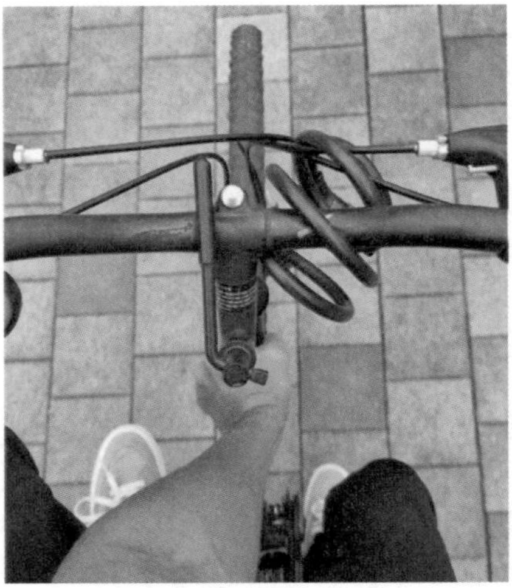

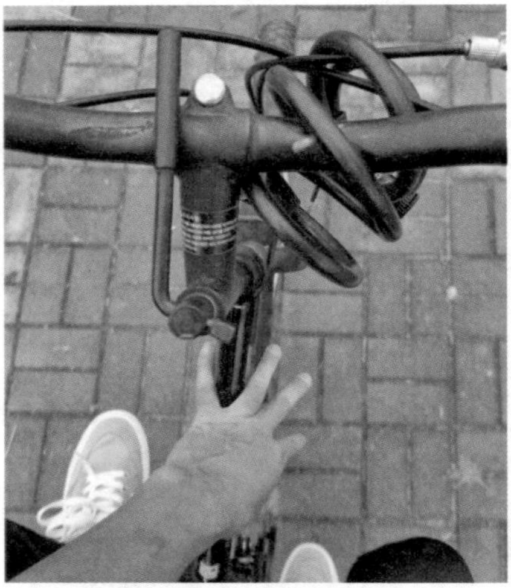

작성일 : 2023년 10월 13일(금)

1. '발가락 사이사이'의, 뭉친(굳은) 근육을 풂.

2. 방법

왼손으로 필기를 하면서, 30센티 자의 '날카로운 날'로, '발가락 사이사이'에, 압박(세게 누름)하면서,

발가락 사이사이에 있는, 인대와 힘줄의, 뭉친(굳은) 근육을 풀어 줌.

3. 도구

자(30cm)

4. 사진

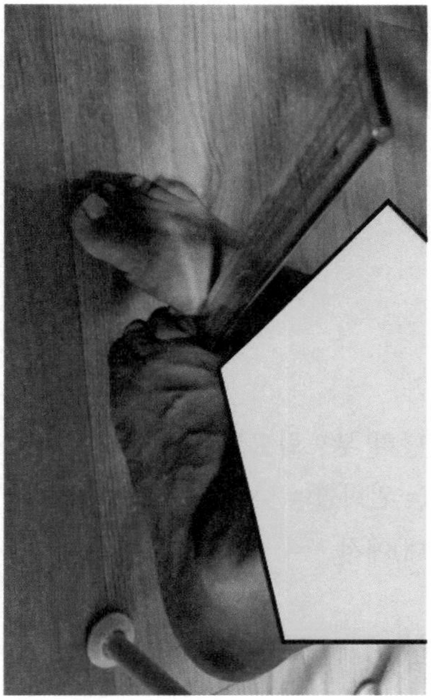

작성일 : 2023년 10월 14일(토)

몸에 뭉친(= 굳은) 근육을 푸는 방법 (48)

1. ‘발목, 발등 등의 발’의 뭉친(굳은) 근육을 풂.

2. 방법

바닥이 적당히 부드럽고, 강한 자극을, 적당히 흡수할(= 완화할 = 낮출) 수 있는, 침대(라꾸라꾸 침대)에서,

강한(센) 압력(세게 누르는 힘)으로 뭉친(= 굳은) 부분의 근육을, 풀어 줌.

3. 도구

침대, EDM 음악

작성일 : 2023년 10월 19일(목)

몸에 뭉친(= 굳은) 근육을 푸는 방법 (51)

1. '엄지손가락의 첫마디뼈(기절골), 엄지손가락의 손허리뼈(중수골)' 사이에 있는, 마디(관절)의, 뭉친(굳은) 근육을 풂.

2. 방법

'엄지손가락의 첫마디뼈(기절골), 엄지손가락의 손허리뼈(중수골)' 사이에 있는, 마디(관절)에,

자(30cm)의 날카로운 모서리로, 압박하면서(세게 누르면서), 뭉친(굳은) 근육을 풂.

3. 도구

EDM 음악, 선풍기, 자(30cm)

4. 사진

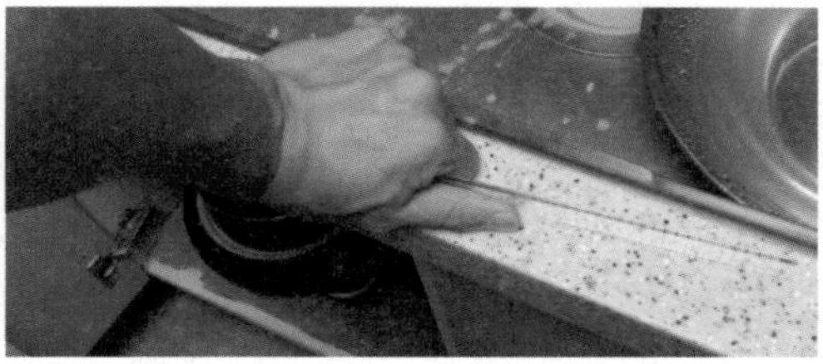

5. 용어(단어)의 이해

손가락뼈 : 손가락에 있는 뼈(14개)
손뼈 : 손가락부터, 손목까지의 뼈.

6. 손뼈의 부분별 명칭과 부위(왼손)

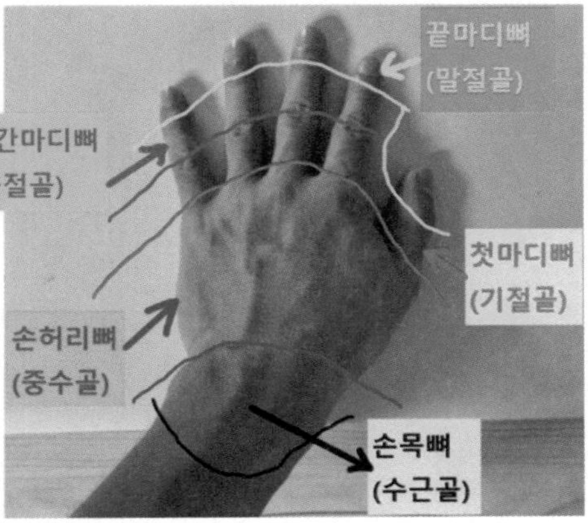

작성일 : 2023년 10월 27일(금)

몸에 뭉친(= 굳은) 근육을 푸는 방법 (55)

1. 왼손의 엄지손가락과 검지(집게손가락) 사이의 뭉친(굳은) 근육을 풂.

2. 방법

왼손의 엄지손가락과 검지(집게손가락) 사이로, '자(30cm)'의 날카로운 부분을 잡고, 식탁을 세게 누르면서,

왼손의 엄지손가락과 검지(집게손가락) 사이의, 뭉친(굳은) 근육을 풀어 줌.

3. 도구 : 자(30cm), 선풍기, EDM 음악

4. 사진

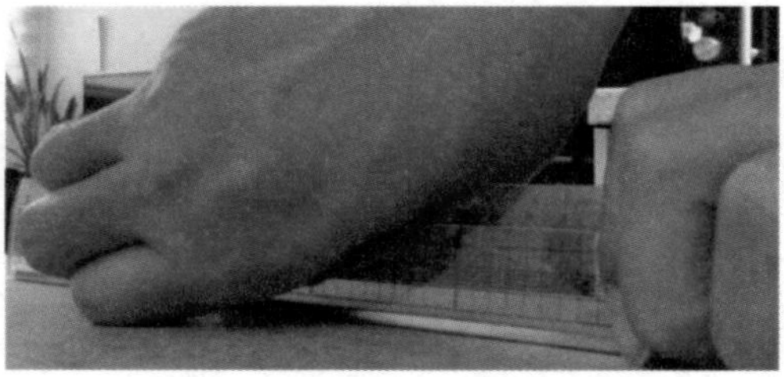

작성일 : 2023년 10월 28일(토)

몸에 뭉친(= 굳은) 근육을 푸는 방법 (56)

1. '좌우 팔꿈치의 안쪽과 바깥쪽'의 뭉친(굳은) 근육을 풂.

2. 방법

집게의 둥글고 날카로운 부분으로, 팔꿈치의 안쪽과 바깥쪽의 뭉친(굳은) 근육을 풀어 줌.

3. 도구

선풍기,
EDM 음악,
끝부분(끝 쪽에 있는 부분)이 둥근 집게

4. 사진

1) 왼팔 팔꿈치의 안쪽

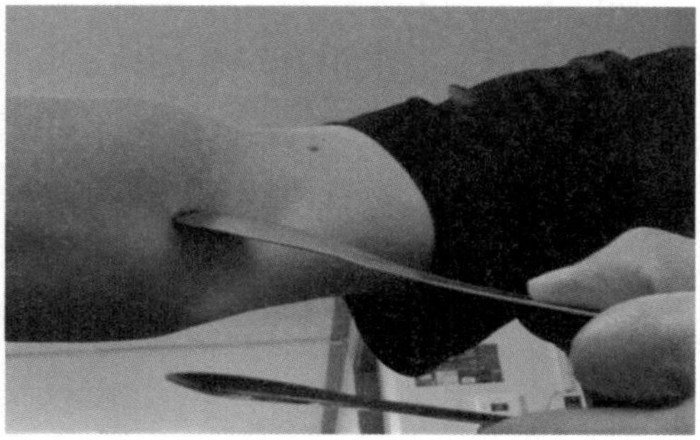

2) 오른팔 팔꿈치의 바깥쪽

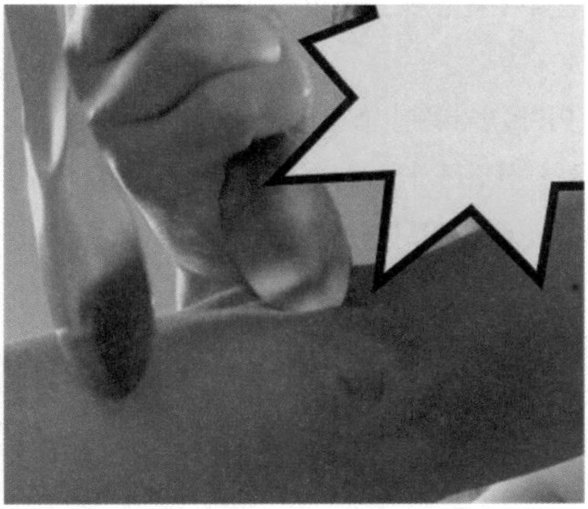

작성일 : 2023년 11월 22일(수)

몸에 뭉친(= 굳은) 근육을 푸는 방법 (65-2)

1. '이마 정가운데'에 있는, 3차 신경[3차 신경에 있는, 신경 세포의 전기 신호가 지나가는 길] 등 머리에 있는, 힘줄(근육계)과 신경이, 제 기능(정상적인 기능)을 잘할 수 있도록, 풀어 줌.

2. 방법

편백나무 통나무(원형)로,

'이마 정가운데'에 있는,
3차 신경[3차 신경에 있는, 신경 세포의 전기 신호가 지나가는 길]과 근육 등을,

부드럽고, 세게 눌러서,

그 길을 지나는 부분에 있는, 힘줄(근육계)과 신경, 핏줄(혈관)이, 제 기능(정상적인 기능)을 잘할 수 있도록, 풀어 줌.

3. 도구

침대,
편백나무 통나무(원형)

4. 사진

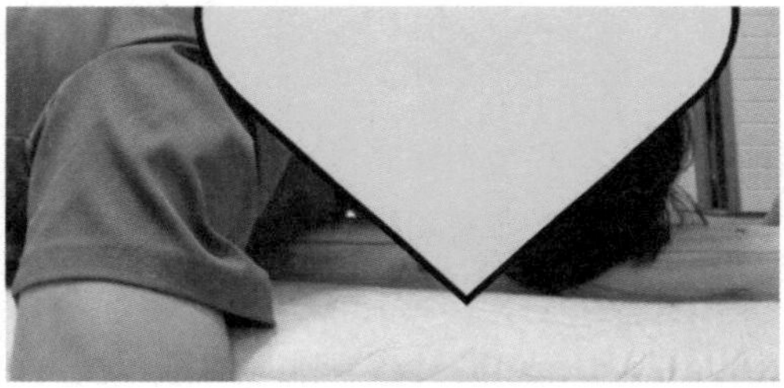

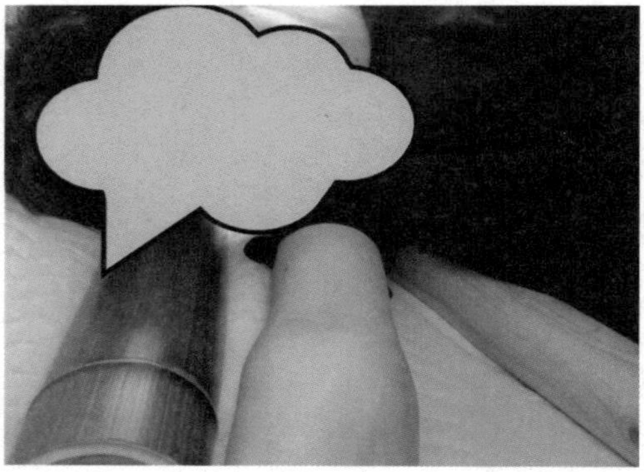

작성일 : 2023년 12월 16일(토)

result 측두엽(청력)을 포함한, '대뇌'의 기능을 향상하는 방법

1. 귀 주변의 근육을 부드럽고, 세게 누르면, 측두골이 압박이 되어서, 측두골 안쪽에 있는 측두엽이, 부드럽고, 시원하게 자극을 받아서,

측두엽이 제 기능(건강하게 움직임)을 하지 못했다면,

내가 가진, 귀의 구조적인 한계 안에서, 귀의 능력(소리의 인지+처리)의 최대화가 가능함.

2. 그렇게, 후두엽, 전두엽, 두정엽 등 대뇌의 모든 부분의 긴장감(= 굳음 = 기능이 정지함)을, 풀어서,

내가 가진, 몸(신체)의 구조적인 한계 안에서, 자신의 능력(외부 자극에 대한, 인지+처리)의 최대화가 가능함.

작성일 : 2023년 12월 29일(금)

몸에 뭉친(= 굳은) 근육을 푸는 방법 (66-2)

1. '왼발의 발허리뼈'에 있는, 인대(골격계)와 힘줄(근육계)이, 부드럽게 움직이도록, 풀어 줌.

2. '발허리뼈'의 개념(= 의미 = 뜻)

1) 발가락과 연결된, 뼈.
→ 이 부분의 뭉친(굳은) 근육을 풀어야,
① 발가락의 기능이 정상(건강함)화가 되고,
② 몸 전체의 무게를 가장 밑에서 잘 받들어 줄 수가 있음.

3. 방법

① 발바닥을 부드럽게 돌릴 수 있게, 딱딱하면서(매우 단단하면서), 안정감이 있는, 장판으로 된 바닥에, '왼발의 발허리뼈 부분'을 세게 누르면서, 부드럽게 360도 회전시킨다.
② 그 느낌을 최대한,
부드럽고 시원하게(기분이 좋게) 느끼면서,

동시에, 온몸의 균형이 자연스럽게,
그 부분(왼발의 발허리뼈)의 안정감을, 유지
시키면서(지키면서),

'왼손, 오른손'과 관련된(= 붙어 있는 = 이어
져 있는 = 연결된),

인대(골격계)와 힘줄(근육계)이,
부드럽게 움직이도록, 풀어 준다.

4. 도구

EDM 음악,
장판으로 된 바닥

5. 사진

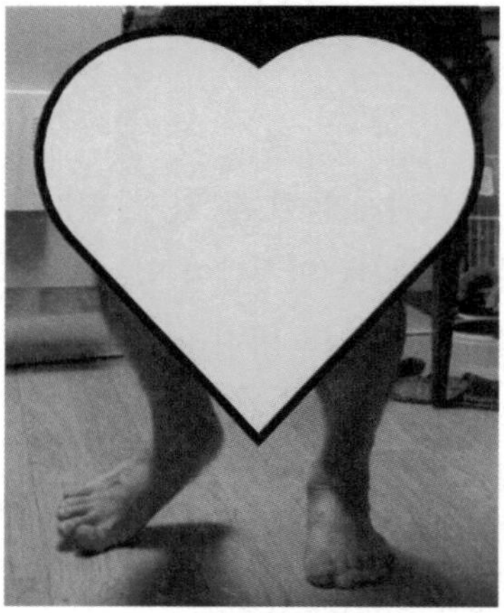

6. 결과

몸을 다 푼 후에,

'대뇌의 왼쪽 측두엽, 왼쪽 무릎, 왼발'에서,
신호(신경의 흐름)가 오고 가는 것이 느껴짐.

작성일 : 2024년 01월 01일(월)

몸에 뭉친(= 굳은) 근육을 푸는 방법 (73)

1. '발등 부분'에 있는, 인대(골격계)와 힘줄(근육계)이, 부드럽게 움직이도록, 풀어 줌.

2. 방법

발바닥을 부드럽게 돌릴 수 있게,

바닥에 잘 고정된
[= 딱딱하면서(매우 단단하면서), 안정감이 있는]

장판으로 된 바닥에, '왼발의 발허리뼈 부분'을 세게 누르면서, 부드럽게 360도 회전시키면서,

'발등 부분'에 있는, 인대(골격계)와 힘줄(근육계)이, 부드럽게 움직이도록, 풀어 줌.

3. 도구

EDM 음악, 장판으로 된 바닥

4. 사진

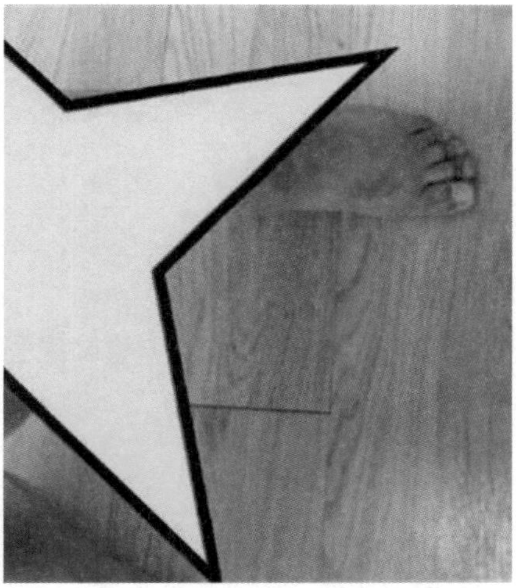

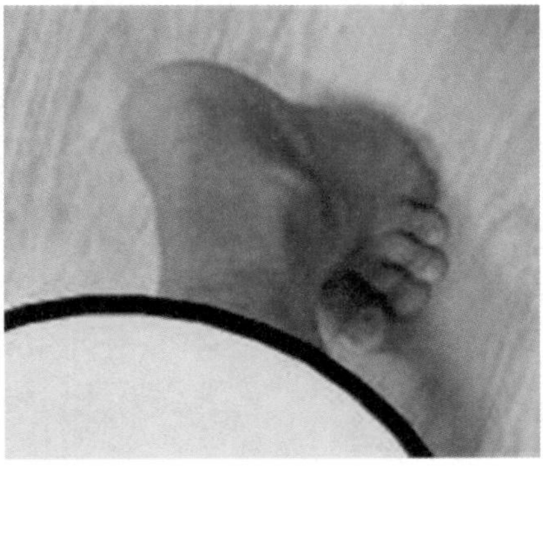

작성일 : 2024년 01월 15일(월)

몸에 뭉친(= 굳은) 근육을 푸는 방법 (77)

1. 뜨거운 기운의 수증기로써, '왼손 부분'에, 있는, 인대(골격계)와 힘줄(근육계)을, 부드럽게 움직이도록, 풀어 줌.

2. 방법

과정1)
가스레인지의 열로써,
냄비 안에 데워진, 라면의 물이, 격렬히 운동함으로써, 기화(수증기)가 되고,

이 뜨거운 기운의 수증기가, '왼손 부분'에, 있는, 인대(골격계)와 힘줄(근육계)을, 부드럽게 움직이도록, 풀어 줌.

과정2)

뜨거운 기운의 수증기로써,
'왼손 부분'의 뭉친(굳은) 근육이, 풀어지도록 하면서,

젓가락질을 하여서,
피부에서 가장 깊은 곳(근본)인,
인대(골격계)와 힘줄(근육계)이,
완전히 풀어져서,

자신의 기능이 최대한으로 발휘될 수 있도록, 몸의 환경을 만듦.

3. 도구

젓가락, EDM 음악,
끓고 있는 냄비 속의 라면

4. 사진

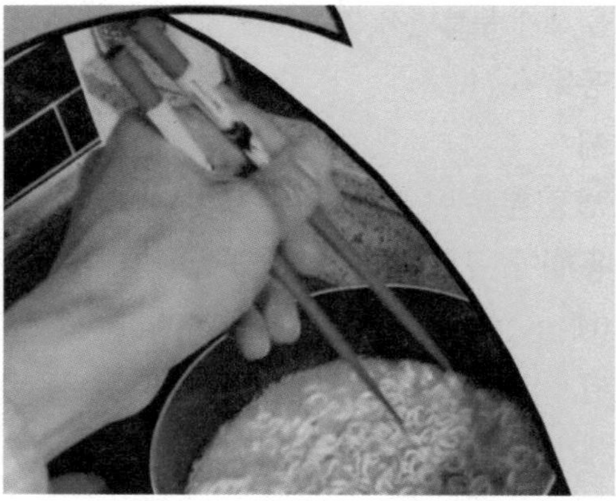

작성일 2024년 01월 19일(금)

몸에 뭉친(= 굳은) 근육을 푸는 방법 (78)

1. 귤을 왼손으로 까는(벗기는) 동작을 하니, '왼발의 검지발가락'과 '왼발의 뒤꿈치' 부분에서, 시원함이 느껴지니,

이 부분에서 뭉친 근육이 풀어지는 것임.

또한, '왼쪽 어깨, 왼발의 무릎'에서도, 시원함이 느껴짐.

2. 방법

귤껍질을, 왼손으로 벗기는 동작을 하면서,

동시에, 왼팔의 팔꿈치를, 탁자 위에 대고, 세게 누르면서, 부드럽게 360도 회전시키고,

동시에, 왼발의 발허리뼈를,
(매우 단단하면서, 안정감이 있는) '장판으로 된 바닥' 위에 대고,
세게 누르면서, 부드럽게 360도 회전시킨다.

3. 도구

귤,
바닥이 잘 고정된 단단한 책상,
바닥에 잘 고정된(매우 단단하면서, 안정감이 있는) 장판으로 된 바닥

4. 사진(왼손으로, 귤을 벗기는 모습)

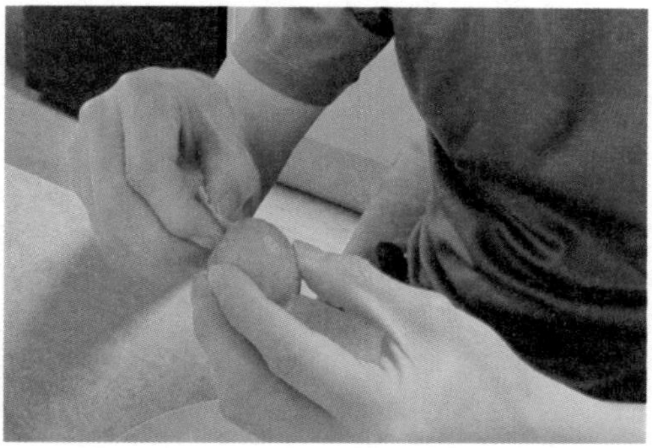

작성일 : 2024년 01월 20일(토)

result 몸의 중심인,
'척수'를 부드럽게 돌려주면, 몸의 긴장(= 굳음 = 스트레스)이 풀리는 이유

1. 몸(신체)의 신경에서,

굴대[= 둥근 바퀴의 가운데(중심)에 끼우는 막대(막대기)]의 역할을 하는 것은 척수(중추 신경의 하나)라고 보면 됨.

2. 몸(신체)에서,
가운데(중앙)를 관통하는(꿰뚫는) 것은 척수로써,

이 부분을 중심으로,

몸을 원활하게 돌려주면
[① 몸을, 미끄러지듯이, 원을 그리면
② 몸을 동그라미(원)를 그리면서, 부드럽게 돌려주면],

몸이 정상화가 된다
[① 몸이 정상적인 기능을 하게 된다.
② 정신과 신체가, 건강하게 된다].

작성일 : 2024년 01월 21일(일)

몸에 뭉친(= 굳은) 근육을 푸는 방법 (79)

result 온몸의 뭉친 근육을 푸는 방법

1. 결정(최종으로 선택함)할 때,
손가락, 어깻죽지의 근육을 사용하는데,

라파엘로의 그림
[= 갈라테이아의 승리
= The trimph of Galatea]
에서, 아기 천사가 활을 쏘는 장면을, 따라하기.

이 동작을 할 때,
사용하는 근육이, 뭉쳐(굳어) 있다면, 이 부분을 시원하게 풀 수 있음.

2. 주의사항

목을 너무 뒤로 젖히면, 목, 어깨에 무리가 가서, 통증(아픔), 근육의 뭉침 등이 생기니, 자신의 몸 상태와 목, 머리 등의 균형 감각을 느끼면서,

몸 전체의 근육을, 시원하게 풀어준다는 느낌을, 유지해야(계속 느껴야) 한다.

작성일 : 2024년 01월 31일(수)

몸에 뭉친(= 굳은) 근육을 푸는 방법 (80)

1. 왼손의 중지로, 핸드폰을 사용하니,

삼차신경의 왼쪽 부분과 광대뼈 부분, 입 아래의 턱 부분까지, 전기 신호가 흐르면서, 길을 열고(트고),

양쪽 귀에서, 청신경 관련하여,
전기 신호가 흐르는 것이 느껴짐.

2. 도구

핸드폰

작성일 : 2024년 02월 10일(토)

몸에 뭉친(= 굳은) 근육을 푸는 방법 (82)

1. 신체(몸)의 마디마디[① 뼈와 뼈가 만나는 부분으로써, 틈(= 사이 = 간격)이 있음]를 풀어 줌으로써,

인대(골격계)가 부드럽게 움직이고, 힘줄(근육계)이 뼈에 단단하게 잘 들러붙게 함.

2. 대나무의 구조 - 마디(그림)

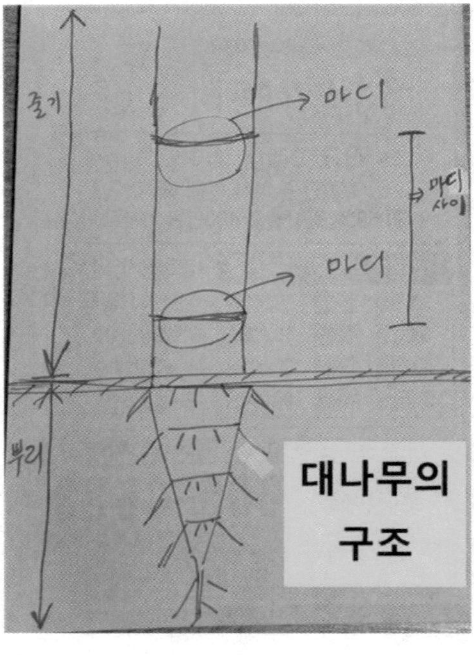

3편

'발달 장애' 관련

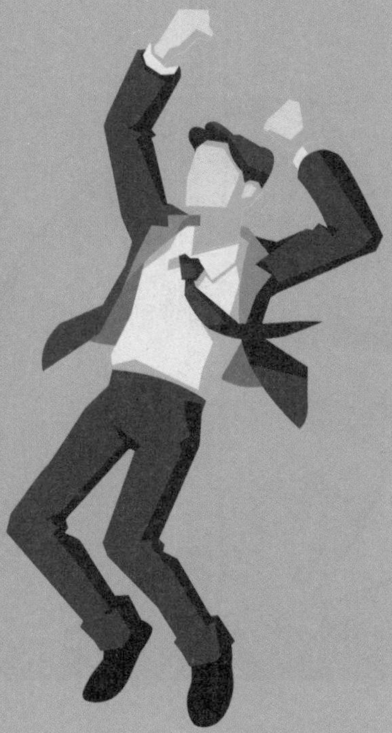

작성일 : 2022년 11월 18일(금) ~ 2023년 08월 27일(일)

result '발달장애'인지, 확인하는 방법

1. 엄지손가락의 마디에 힘이 없음.

① 엄지손가락의 마디에, 힘이 들어가지 않아서, 손에 센 힘이 들어가지 않으니, 몸(신체)의 근육에 문제가 있는, '발달장애'에 해당이 될 수 있음.

② 사진

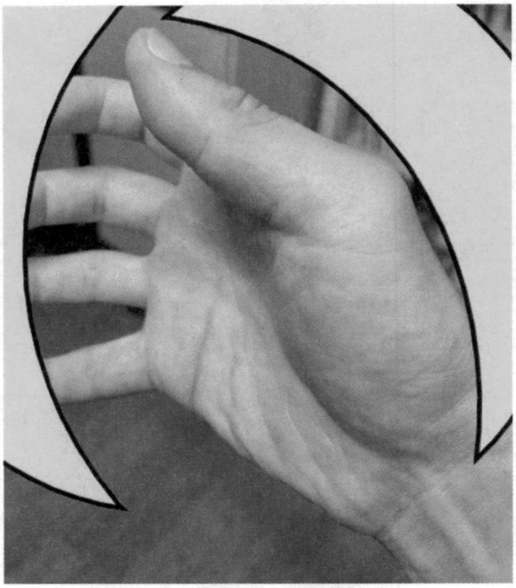

2. 엄지손가락의 마디에 힘이 들어감.

① 엄지손가락의 마디에 힘이 들어가서, 관절(마디)이 90도로, 꺾이면서, 관절(마디)이 잘 움직인다면, 손에 센 힘이 들어가니, 신체가 건강한(정상적인) 사람임.

② 사진

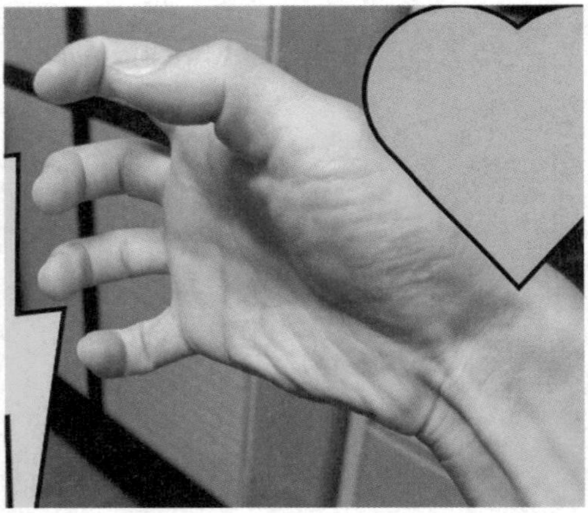

result ‘발달장애’를 겪는(경험하는) 아이의

마음을 녹이기 위해서[= 몸의 긴장을 풀게 하기 위해서], 사용할 수 있는, 문장 예시

1. 얘야, 난 널 사랑해^^
뭔가, 오해가 있는 것 같은데.
우리 친하게 지내자~
오해가 있으면, 풀자~~

2. 나한테, 마음(가슴)에 상처를 받은 일이, 있었니?
내가 잘못한 것은, 내가 고치기 위해, 노력할게~.

3. 난, 네가 잘 되었으면 좋겠어.^^
내가 도울 수 있는 일은 최대한 도와줄게.
우리 잘 지내자~~